從理論到實戰，

FAS高齡訓練專家教你打造機能滿點的逆齡身體

超高齡社會
居家鍛鍊
全書

FAS
AGING
TRAINING

應充明 ———— 著

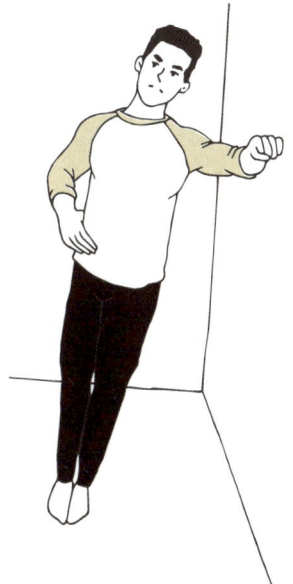

CONTENTS

009　前　言　超高齡社會的健康危機

Part 1
017 理論篇

018　01 老化常見的三大健康問題：
骨質疏鬆、肌少症與粒線體老化

- 骨質疏鬆：骨質疏鬆的診斷｜骨質疏鬆的症狀
- 肌少症：肌少症的診斷｜肌少症的治療方法｜骨質疏鬆與肌少症的惡性循環｜骨質疏鬆與肌少症的預防與治療策略
- 粒線體老化

036　**02**　**上了年紀的隱形危機：跌倒**

高齡族跌倒的原因｜高齡族的步態

044　**03**　**健康與長壽的智慧：藍色寶地**

藍色寶地的祕密｜自然活動（Move Naturally）｜生命的目的（Purpose）｜壓力釋放（Down Shift）｜八分飽法則（80％ Rule）｜植物性飲食（Plant Slant）｜適量飲酒（Wine at 5）｜信仰生活（Belonging）｜家庭優先（Loved Ones First）｜正確的社交圈（Right Tribe）｜打造屬於自己的藍色寶地

056　**04**　**高齡族動起來**

對「健康與長壽」的想像｜「運動」與「訓練」｜從「心」出發｜內在動機與外在動機

CONTENTS

065 **05 心率與健康**

你每天有十來分鐘的時間嗎？｜心率與壽命

074 **06 肌肉纖維與健康**

紅肌纖維（慢肌纖維）｜白肌纖維（快肌纖維）
｜鍛鍊肌肉的正確觀念

081 **07 如何選擇合適的訓練**

依照自身程度安排合適的運動｜心肺訓練｜
肌力訓練｜平衡訓練｜均衡運動的重要性

Part 2 實戰篇
087

088 **08** 居家訓練的優點

092 **09** 居家訓練初級篇

▎呼吸訓練：正確的呼吸模式｜檢測呼吸｜呼吸訓練（一）｜呼吸訓練（二）｜呼吸練習（三）

▎核心訓練：核心緊繃｜靠牆棒式｜椅子捲腹｜坐姿抗旋｜坐姿早安式

▎平衡訓練：縮足／縮足練習｜雙腿平衡訓練

▎動作準備訓練：相鄰關節假說

▎肩關節靈活度訓練：站姿擺臂

CONTENTS

▍胸椎靈活度訓練：靠球胸椎伸展｜坐姿胸椎旋轉／側屈

▍髖關節靈活度訓練：坐姿大腿旋轉｜坐姿體前彎

▍踝關節靈活度訓練：站姿小腿伸展

136　⑩　居家訓練中級篇

▍核心訓練：靠牆側棒式｜坐姿身體搖晃／起身｜坐姿單腿搖晃｜站姿身體左右搖晃｜站姿身體搖晃跨步

▍平衡訓練：單腿平衡訓練

▍臀部訓練：站姿臀部訓練｜站姿外展訓練

▍大腿肌肉訓練：坐姿大腿伸展｜站姿大腿彎舉

▍小腿肌肉訓練：站姿舉踵

▍上肢訓練：推牆伏地挺身｜俯身反飛鳥

164 **11 居家訓練高級篇**

▎ 關節活動度訓練：肩頸伸展｜胸肌伸展｜肱三頭肌伸展｜屈髖肌伸展｜站姿腿後肌伸展

▎ 平衡訓練：單腿前觸

▎ 核心訓練：修正式捲腹｜側棒式｜鳥狗

▎ 肌力訓練：深蹲｜坐姿單腿起身｜弓步蹲｜髖關節鉸鏈動作｜硬舉｜伏地挺身｜單臂划船｜坐姿肩上推舉｜單腿舉踵

▎ 爆發力訓練：踩蟑螂｜靠牆爆發性伏地挺身

▎ 大腦運動：摸摸與打打｜他勝利了

225 結 語 相信自己，勇敢前行

前言
超高齡社會的健康危機

近年來,隨著全球人口結構的轉變,高齡化已成為一個日益重要的全球性問題。高齡化指的是社會高齡人口比例逐漸增高的現象,這一趨勢對全球經濟、社會結構、公共政策,以及個人生活都產生了深遠的影響。我從2000年進入健身產業之後,對於健康族群的方向轉移,感受特別深刻。

我記得在那個時候,絕大多數進入健身房的運動人群,目標都是放在改變身體外型之上。我想是受到好萊塢影視的衝擊,以及健美運動的興起,所以健身課程與運動方向都圍繞在增肌減脂,想要打造一個好身材似乎是人們心目中共同的目標。

但是接下來,到差不多2010年左右,那是功能性訓練崛起的時期,開始有專家提出健身訓練的方向應該要與人們的日常動作模式(或是運動專項)有所重疊,才可以再進一步減低由於不當運動模式所產生的痠痛,進而提升運動的效率與品質。也因此,大量的訓練課程與訓練工具應運而生。我想,這有一部分的原因應該也是對於長久以來流行的健美運動的一種反彈。

不過，到了大約2020年以後，運動的焦點又產生了一些轉移，我們逐漸意識到其實最需要功能性訓練這一類型運動的其實是高齡族。因為隨著全球高齡化的趨勢，高齡人口愈來愈多，他們飽受退化相關的骨骼肌肉傷害與慢性疾病所苦，而適當的運動訓練對於改善他們的整體健康狀況都有顯著的幫助，因此，高齡族訓練便開始受到人們的關注。

根據聯合國的數據，全球65歲及以上的高齡人口數量在2019年已達到7.03億人，占全球總人口的9％。預計到2050年，這一數字將會翻倍，達到15億之多，占全球人口的16％。此外，80歲及以上的超高齡人口數量也在快速增長，到2050年，這一群體預計將達到4.26億人。

雖然全球範圍內的高齡化趨勢是非常明顯的，但是各個國家地區的高齡化進程並不是很均衡。在已開發國家，例如：日本、德國和義大利，高齡化較為迅速。日本目前是全球高齡化最嚴重的國家之一，65歲及以上的人口比例已超過28％。相比之下，開發中國家的高齡化進程相對較慢，但增長速度驚人。以中國為例，目前65歲及以上人口數量已超過1.5億，占總人口的11％。

即便在同一個國家，城市和農村地區的高齡化速度還是存在著明顯的差異。在較為發達的國家中，城市地區通常擁有更好的醫療條件和生活環境，高齡族人口比例較高。然而，我們可以看到在部分的開發中國家，由於年輕人向城市流動尋求工作機會，鄉村地區的高齡化問題反而更為嚴重，這也對農村社會結構和經

濟發展帶來不小的挑戰。

但是無論是在城市還是鄉村地區，現代人的平均壽命相比50年前有了顯著的提高。根據世界衛生組織（WHO）的數據，1970年全球平均壽命大約是58歲，而到2020年，全球平均壽命已經上升到72歲左右。因此，現代人的平均壽命比50年前大約高了14歲。這一增長主要歸功於醫療技術的進步、公共衛生條件的改善、營養狀況的提升，以及疾病預防和控制措施的加強。雖然不同地區的壽命增長幅度有所不同，但總體來說，全球各地的平均壽命都有顯著提高。

可是，重點來了！現代人活得久，並不代表活得好。雖然有很多過去會致命的疾病，在現代都可以得到控制，但是卻有很多高齡族生活得並不好。我們身邊有多少高齡族，每一天要吃十顆八顆的藥來「續命」，或是需要他人來幫助自己料理生活起居？有多少高齡族疾病纏身，或是大腦有嚴重的退化，導致足不出戶，只能待在家裡休息，或是躺在床上靜養？我們都會感嘆：「就算活到了120歲，這種生命還是很可惜啊。」我們所追求的長壽，應該是自由自在、隨心所欲、不受拘束的長壽，而不該是被慢性病與骨骼肌肉的疼痛所圍繞著。

除了生理健康之外，高齡族還面臨心理健康的考驗。根據世界衛生組織的估計，全球大約15～20％的高齡族可能會經歷某種形式的憂鬱症狀。根據調查顯示，65歲及以上的高齡族中，約有7～15％的人患有重度憂鬱症，這一比例在住院或需要長期護理

的高齡族中更高，可能達到20～30%。

為什麼高齡族憂鬱症的比例這麼高呢？首先是生理方面：因為各種長期的慢性疾病，以至於無止境依賴藥物，促使高齡族對自己的生命開始出現絕望感，再加上某些藥物的副作用本身就會對身體造成諸多不適，甚至會進而影響大腦的功能，這也導致高齡族的情緒變得更加沮喪。同時由於大腦前額葉的退化與神經傳導物質分泌（血清素與多巴胺）的減少，不但會讓他們的幸福感大幅降低，也會讓他們的思維模式更加負面。

在心理方面：高齡族經歷了兒女成家、喪偶、朋友離世，再加上社會地位的改變之後，會產生強烈的孤立感。根據統計，空巢高齡族（指的是那些子女已經離開家庭獨立生活，與配偶或單獨居住的高齡族）中憂鬱症的發病率一般在20～30%之間，這一比例遠高於與家人住的高齡族。

值得注意的是，這一類族群的自殺率是一般高齡族的2～3倍，而且男性多於女性。假如再加上因為某些疾病，生活無法自理而需要看護照料，他們對自我價值的認同會更加低下。需要留意的是，高齡族憂鬱症往往容易被忽視或誤診，因為其症狀有時與衰老過程或其他身體疾病的症狀相似。

那麼，有沒有一個方法可以簡單又有效地面對這一連串嚴峻的問題呢？當然有！就是運動！

運動對於各種族群的好處，我想大家已經再清楚不過了，特

別是在身體與心理方面，有興趣的話，可以參考《運動改造大腦》(Spark)與《真正的快樂處方》(Hjärnstark)這兩本書。而且現在也有非常多運動與醫學方面的專家投入高齡族運動這一個領域，例如：《槓鈴處方》(The Barbell Prescription)，以及《大夫訓練》這兩本書中，作者們都積極強調肌力訓練對於高齡族的重要性。我絕對堅信，如果可以維持長期的肌力訓練，不只高齡族，對於任何人的身心健康都一定有直接的幫助！

但是，與此同時，我們又面臨另外一個問題：根據教育部體育署針對國人運動現況的調查報告，2024年臺灣有在運動的人口占總人口的82.9%，這個數字乍看之下似乎很不錯，然而規律運動（達最高標準的固定一週3次、每次30分鐘、心跳達130下或會喘和流汗）的人口只占35.3%。也就是說，在運動人口中接近一半的人，要不是週末戰士（weekend warriors）——只在六日安排一下運動，就是久久才運動一次。而這裡所謂的運動，包含了休閒運動性質的體育活動，例如：打球、跑步或是爬山等，要談到有在健身房中真正做訓練的人，比例就會更少。

近年來，大大小小健身房在各個巷口街角如雨後春筍般出現，健身風氣似乎有崛起的趨勢，讓我們這些做教練培訓的講師感到很高興，因為這代表全民健身意識的抬頭，大家開始挑選正確的地點進行身體素質的強化。但是，如果回到運動總人口的比例來看，還是有很大的提升空間。更不用說，目前在這些地方運動的年齡層介於25歲到45歲之間，與我們期望看到高齡族積極

參與健身訓練的目標，還有一點差距。縱使近年來主打高齡族訓練的專業訓練中心已經愈來愈多，甚至也舉辦了不少相關的比賽，但是看在大部分的長輩眼裡，還是會出現非常明顯的排斥感。畢竟他們認為扛重舉鐵應該是年輕人的事，而且會與傳統東方的「養生」之道背道而馳，所以讓他們願意走入健身房進行訓練，就成為了我們健康從業人員很大的挑戰！

而這也是我想要寫這一本書的原因。我知道、我相信、我百分之百同意《強肌深蹲》（*The Squat Bible*）的作者亞倫・霍什格（Aaron Horschig）所說的：「如果我們可以看到高齡族到了90歲，都還可以使用槓鈴做深蹲，與使用壺鈴做盪壺的話，那會是多麼美好的一個世界！」可是，問題就在於高齡族不是一個輕易能夠接受肌力訓練的族群！以我多年的教練經驗看來，光是要讓想減肥的年輕人有意願嘗試肌力訓練就夠難了，更何況是過去完全沒有任何運動經驗的高齡族呢？過去有一段時間，我觀察到一個很矛盾的現象，教練們一方面會對著想減肥的會員說：「體重下降要一步一腳印，慢慢來，急不得」；但是另一方面卻又很急於將高齡族一開始就推進健身房，同時在他們身上壓個槓鈴，想要在短時間內改善他們的功能性。如果可以從居家訓練開始做起，慢慢培養出長者們對於訓練的興趣和信心，那麼接下來，就有可以更順利介紹他們接觸健身房內的肌力訓練。

在接下來的章節中，我將從高齡族最常見的健康問題出發，了解運動與改善這些問題的關聯，進而從心態著手，與你分享

如何讓自己做好運動的準備，同時分析目前高齡族運動的相關需求。談論理論之後，我便會提供一些簡易居家訓練的動作（包含文字說明和圖解），分成初級、中級、高級三個階段，不需要昂貴的器材，也不需要特殊的空間，隨時隨地都可以進行訓練。

　　讓我們一起加入運動的行列吧！

Part

1

理論篇

從高齡族常見的健康問題及風險出發，借鑑藍色寶地的長壽經驗，一步一步探索運動對身心健康帶來的化學效應，同時了解建立正確運動心態與觀念的重要性！

01 老化常見的三大健康問題：骨質疏鬆、肌少症與粒線體老化

　　骨質疏鬆、肌少症與粒線體老化是高齡族中常見的三大健康問題，這些疾病不僅對身體健康造成威脅，還對他們的生活品質、獨立性，以及整體社會產生了深遠的影響。隨著人口高齡化的加劇，這些問題變得愈來愈重要，我們也常常看到相關的討論，但卻沒有多少了解。特別是我們往往會聽見健身教練見人就說：「你有肌少症！」真的是這樣嗎？為了有效地解決這些健康問題，我們必須要先有基礎的認識，包含了骨質疏鬆與肌少症對高齡族的影響、兩者的交互機制、預防與治療策略，以及粒線體在身體裡扮演的角色和重要性，如此一來才可以找出最恰當的解決方案。

骨質疏鬆

「骨質疏鬆」（Osteoporosis）這個名詞最早是由法國病理學家讓·洛布斯坦（Jean Lobstein）在19世紀初提出的。洛布斯坦在研究骨骼變脆的現象時，使用了「骨質疏鬆」這個詞來描述骨骼密度降低、結構變得鬆散的狀態。雖然洛布斯坦很早就提出了這個概念，但「骨質疏鬆」作為一個明確的醫學診斷名詞，並且與現在我們熟知的定義相符，主要是在20世紀中期才逐漸確立，然後隨著骨密度測量技術和相關研究的發展，才在醫學界和公眾領域中廣泛使用。

我們知道骨質疏鬆與長期的不良生活習慣有很大的關係（其實肌少症與粒線體老化同樣也是），如果早在19世紀初就提出了這個概念，那麼意味著大約在18世紀中後期的生活環境就已經漸漸將人們推向健康不良的道路上。那個時候，工業迅速發展、城市加速現代化，大型商場、交通運輸系統與公共衛生政策如雨後春筍般出現，人們脫離了過去以勞動為主的生活，也因此在短短數十年之間，每個人的每日活動量迅速下降。這真的是一件很諷刺的事情，生活品質改善了，身體健康卻下降了（即使平均壽命得到了延長）。

骨質疏鬆是一種以骨密度降低和骨結構退化為特徵的疾病，導致骨骼脆弱，易於骨折，尤其常見於久坐少動的高齡族和停

經後的女性。骨骼是一種不斷進行新陳代謝的組織，由成骨細胞（osteoblasts）和破骨細胞（osteoclasts）分別負責骨組織的形成與吸收。骨質疏鬆的病理機制主要便是兩者之間的不平衡：隨著年齡增長，成骨細胞的活性下降，而破骨細胞的活性相對增加，結果就是骨量逐漸減少。尤其女性在更年期過後，由於雌激素下降，骨量流失速度顯著加快，這也是高齡族女性比男性更容易罹患骨質疏鬆的原因。主要會影響骨質疏鬆的風險因素如下：

1 年齡：隨著年齡增加，骨質逐漸流失，特別是在50歲以後風險顯著增加。

2 性別：女性罹患骨質疏鬆的風險遠高於男性，尤其是更年期後的女性。

3 家族史：如果直系親屬有骨質疏鬆病史，則個人患病風險也會增加。

4 營養不良：長期缺乏鈣、維生素D和蛋白質的飲食會加速骨質流失。

5 生活方式：吸菸、過量飲酒、運動不足都會增加骨質疏鬆的風險。

6 激素變化：雌激素和睪固酮的下降都會促進骨質流失。

7 慢性疾病與藥物：某些慢性疾病（如糖尿病）和長期使用類固醇藥物也會增加風險。

骨質疏鬆的診斷

要精確診斷骨質疏鬆，其中最常見的是雙能量X光吸收儀（Dual-energy X-ray absorptiometry, DEXA）。骨密度檢查的結果會以T值和Z值來表示。

T值為衡量個人骨密度與年輕健康成人平均水準之間差異的標準。根據世界衛生組織的定義：

1 正常：T值大於–1。
2 骨質疏鬆（骨質輕度減少）：T值在–1至–2.5之間。
3 骨質疏鬆症（骨質重度減少）：T值小於–2.5。

Z值則通常用於兒童和青少年的骨密度評估。

在骨密度測試以外，醫生還會考慮其他風險因素，如家族史、個人醫療史、生活方式等，來確定骨質疏鬆的嚴重程度。

除了到醫院做骨質疏鬆的精密檢測之外，也有一些比較簡單的居家評估方式來檢視是否已經出現骨質疏鬆相關的骨骼傷害，如果發現有以下任何狀況出現，建議儘早前往醫院做進一步的了解：

1 身高變矮：身高比年輕時矮4公分。
2 靠牆站立，後腦貴不到牆：若距離超過3公分，可能有胸

椎壓迫性骨折。

3 肋骨下緣與骨盆距離過近：肋骨最下緣與髂脊距離大於5公分為正常，小於2公分可能有腰椎壓迫性骨折。

4 體重過輕：BMI不足19。

另外，也可以參考中華民國骨質疏鬆協會的「1分鐘骨質疏鬆風險評估表」（見表1–1），只要表格內的問題中有任何一項回答「是」，表示有罹患骨質疏鬆的風險，有愈多相符的狀況，就愈需要向專業人員尋求幫助。

骨質疏鬆的症狀

骨質疏鬆對高齡族最常見的影響就是骨折，而最脆弱的部位包含了腕關節、髖關節與腰椎，所以我們常常聽到老人家抱怨手腕與下背部疼痛。65歲的年長者跌倒率是30～40%，年長女性跌倒的風險是男性的兩倍，而她們跌倒後導致髖關節骨折的機率又是男性的三倍！可怕的是，高齡族髖關節骨折後的一年內會有20%的死亡率，三年之內的死亡率更高達了50%，原因在於他們受傷行動不便之後，面臨長期臥床導致的呼吸道問題、下肢血栓，以及其他相關的併發症。

其實危險因素不止於此，老人家髖關節骨折之後，由於行動受限、生活不能自理，所以生活範圍一下就縮小到自己的房間，

進而因為接觸到的外界資訊大量減少,加速失智的發生。我身邊就有很多這一類的例子,因為出遊或運動時不慎跌倒導致股骨頸骨折,之後就離不開助行器,只能長期待在家休養,結果在短短一年之內大腦快速退化,最後完全癡呆。當然我們也可以從他們身上更加意識到身體活動與大腦健康有著密不可分的關係。

針對骨質疏鬆的症狀,在藥物治療方面,市面上常見的有副甲狀腺素類針劑藥物的「造骨促進劑」,注射後能增進骨質的生成;另外還有其他可以抑制骨質流失的藥物,像是口服及針劑雙磷酸鹽類藥物、雌激素受體選擇性調節劑等,由於注射或服用這些藥物會產生腹瀉、熱潮紅或是腿部痙攣等副作用,必須經過醫師診斷後使用。

不過,骨質疏鬆症並不像病毒感染,靠著藥物與自體免疫能力就可以痊癒,所有的藥物都只能治標,因此除非患者臥病在床或不良於行,否則解決之道仍是提升身體的活動,如果條件允許的話,運動時增加額外的負重刺激骨骼重塑是最有效的治療方法。

表1-1　1分鐘骨質疏鬆風險評估表

家族病史	您的父母是否曾經被診斷為骨質疏鬆或因輕微跌倒而骨折？	☐是 ☐否
	您的父母是否有駝背？	☐是 ☐否
個人因素	您的年齡大於或等於40歲？	☐是 ☐否
	您本人是否在成年後曾因輕微的跌倒而跌斷骨頭？	☐是 ☐否
	您本人是否經常跌倒（過去一年跌倒超過1次以上）或因身體虛弱而擔心跌倒？	☐是 ☐否
	您在40歲以後身高是否變矮超過3公分（大於1英寸）？	☐是 ☐否
	您的BMI低於19？ （BMI是身體質量指數，計算方式為體重〔公斤〕／身高^2〔公尺^2〕）	☐是 ☐否
	您是否曾連續服用類固醇超過3個月？ （類固醇常用來治療氣喘、類風濕性關節炎和發炎相關疾病）	☐是 ☐否
	您是否曾經被診斷患有風濕性關節炎？	☐是 ☐否
	您是否曾經被診斷患有甲狀腺亢進或副甲狀腺亢進？	☐是 ☐否

（續下頁）

女性回答	您是否在45歲前停經（含45歲）？	☐ 是 ☐ 否
	除懷孕、更年期或切除子宮後，您是否停經超過12個月？	☐ 是 ☐ 否
	您是否在50歲前切除卵巢，且沒有接受荷爾蒙替代療法治療？	☐ 是 ☐ 否
男性回答	您是否因雄性激素過低而導致陽痿、性欲減低或其他症狀？	☐ 是 ☐ 否
生活形態	您是否每天都喝超過相當於兩小杯的酒（500 C.C.啤酒、80 C.C.紅酒、50 C.C.烈酒）？	☐ 是 ☐ 否
	您是否曾經或經常抽煙？	☐ 是 ☐ 否
	您是否每天的活動低於30分鐘（例如做家事、整理花園、走路、跑步等）？	☐ 是 ☐ 否
	您是否避免食用牛奶或乳製品，且無攝取鈣片？	☐ 是 ☐ 否
	每天照射太陽低於10分鐘，且沒有攝取維生素D補充劑？	☐ 是 ☐ 否

（資料來源：中華民國骨質疏鬆協會）

肌少症

「肌少症」（Sarcopenia）這個概念最早是由美國科學家厄文・羅森堡（Irwin Rosenberg）博士在1989年提出，他在探討高齡族肌肉量隨年齡減少的問題時創造了這個名詞。該詞源自希臘語，其中「sarx」意為「肌肉」，「penia」意為「缺乏、減少」。他提出這一概念的初衷是強調隨著年齡增長，肌肉量和肌力的減少會對健康產生重大影響。隨著時間推移，肌少症逐漸被公認為一種高齡族疾病，在醫學研究中成為重要議題，是高齡族常見的健康問題之一，主要會導致身體功能障礙、活動能力下降和跌倒風險增加，對於高齡族的生活功能性、獨立性及整體健康有著非常大的影響。

造成肌少症的因素很多，包括年齡相關的生理變化、不良生活方式、慢性疾病以及營養不足等：

1 肌肉蛋白質合成減少：隨著年齡增長，人體蛋白質的合成能力下降，導致肌肉量逐漸減少。

2 激素變化：高齡族的睪固酮、雌激素和生長激素下降會影響肌肉生成和維持，是造成肌少症的重要原因之一。

3 運動不足：久坐少動的生活方式會加速肌肉的流失，這是現代生活所造成的最主要問題，由於人們生活的便利性與日俱

增，需要活動身體活動的理由就愈來愈少，再加上3C產品的過度流行，使得人們更加沉浸其中不可自拔。過去高齡族可能出門探訪親朋好友或聽歌看戲，但是現在不用踏出家門，待在家裡滑著手機就能夠看上一整天。更不用說即便他們真的進入健身房運動，肌力訓練的組間休息還是狂滑手機，心肺訓練時依然全神貫注地追劇，讓運動的品質大打折扣。

4 慢性炎症：隨著年齡增長，體內呈現低度慢性炎症狀態（也稱為炎症老化，inflammaging）可能會干擾肌肉代謝，加速肌肉萎縮。

5 營養不良：高齡族由於牙口不好、味覺退化，使得食量有所減少或飲食習慣改變，都會導致營養攝取不足。再加上消化道功能退化、腸胃蠕動變慢，以至於消化吸收不良。另外，高齡族對於蛋白質、鈣質、維生素D和其他必須營養素的極度缺乏，又會進一步加速整體肌肉量下降。

肌少症的診斷

人類的肌肉量假如沒有刻意訓練，大約在30歲到35歲左右會達到高峰，然後便隨著年齡增加而減少，根據調查，目前全臺灣65歲以上的高齡族人口中，患有肌少症的比例約莫占了7%。如何判斷是否為肌少症，一般會透過三種方式檢測，分別是：

1 儀器測量：生物電阻分析（Bioelectrical Impedance Analysis, BIA）或是雙能量X光吸收儀。

2 握力測量：男性握力至少要達到28公斤，女性則需要達到18公斤。

3 步行速度與連續起立坐下次數：6公尺的步行速度大於每秒1公尺，或是12秒內連續起立坐下至少達到5次。

如果是第二和第三項不及格為疑似肌少症；如果第一加第二項或第一加第三項即為肌少症；如果三項都符合就是嚴重肌少症。亞洲肌少症工作小組（Asian Working Group for Sarcopenia, AWGS）在2020年針對50歲以上的族群，提出另一項能夠居家檢測的標準，可以透過測量「小腿圍度」來篩檢出是否有肌少症的風險。檢測方法是讓受測者採取坐姿，屈膝90度，量小腿最粗的部位（一般來說是腓腸肌的肌腹位置），如果男性小於34公分，女性小於33公分，就有肌少症風險。另外，肌少症風險評估問卷（SARC–F，表1–2）同樣是自我檢測的好方法，若加總分數大於4分，就可能有肌少症的風險。

肌少症的治療方法

不同於骨質疏鬆，肌少症目前並沒有有效的藥物治療方式，某些狀況下醫師會配合激素療法，但是運動加上適當補充營養是

表 1-2　肌少症風險評估問卷

評估項目	詢問內容	分數
肌力	對您來說，拿起或搬動5公斤重（約2個炒菜鍋重）的物品會感到困難嗎？	
	沒有困難	0
	有一些困難	1
	很困難／無法完成	2
步行輔助	您步行穿越一間房間的距離會感到困難嗎？	
	沒有困難	0
	有一些困難	1
	很困難／需要使用步行工具／無法完成	2
從椅子或床上起身	您從椅子或床上起身會感到困難嗎？	
	沒有困難	0
	有一些困難	1
	很困難／沒有他人幫助時無法完成	2
上臺階	您走上10個臺階會感到困難嗎？	
	沒有困難	0
	有一些困難	1
	很困難／無法完成	2
跌倒	過去一年中您跌倒過幾次？	
	沒有跌倒過	0
	1～3次	1
	4次或以上	2
總分：	分（若加總分數大於4分就可能有肌少症風險）	

（資料來源：歐洲老年肌少症工作小組〔European Working Group on Sarcopenia in Older People, EWGSOP〕）

目前對於改善肌少症的共識。一般來說，建議已經有肌少症的患者每日蛋白質攝取要提高到1.2公克／公斤（正常成年人是0.8公克／公斤），舉例來說，一位體重60公斤的肌少症患者，每天的蛋白質攝取量建議要達72公克，如果同時有腎臟疾病的患者，則需要諮詢專科醫師或是營養師。但是光靠增加蛋白質攝取量還是不夠，必須讓身體有蛋白質的需求，所攝取的胺基酸才會被利用，也就是說，最好的方式還是得靠運動，而肌力訓練又是所有運動當中最直接有效的。

骨質疏鬆與肌少症的惡性循環

　　骨質疏鬆與肌少症這兩種疾病常常同時發生在高齡族身上，形成所謂的「骨肌減少症候群」（Osteosarcopenia），使得高齡族的健康狀況變得更加複雜難解，畢竟上了年紀或多或少已經有了高血壓之類的慢性病，再加上骨骼肌肉的問題，會大大影響高齡族的身心狀態。像是糖尿病患者的傷口癒合速度會變慢，一旦骨折，復原的時間就會拖得更久；高血壓患者服用的特定藥物會造成姿勢性低血壓，使得他們在運動時往往感到力不從心，甚至伴隨著不適。就算沒有受到外來的傷害，體力衰退也會讓他們在生活自理方面產生困難，進而降低出門社交的意願，最終使得他們的心態更加孤獨與負面。

　　此外，骨質疏鬆與肌少症之間更存在互為因果的惡性循環。

肌少症導致運動量不足和肌肉萎縮，減少了對骨骼的機械性刺激，加速了骨質流失；反之，骨質疏鬆增加了骨折風險，使得患者在骨折後長期臥床，進一步加速了肌肉的損失。這種交互效應讓高齡族面臨雙重健康威脅，導致更高的失能率和死亡率。

這裡必須特別留意的是這兩種疾病都需要精密的檢查，同時考慮生理上及功能性的各種要素才可以確認，可是坊間現在有一些私人教練也許是求好心切，只要發現對方說沒有進行肌力訓練，就直接指著他們的鼻子說：「你會有肌少症！」「你老了以後會倒地不起，臥病在床！」我認為這樣的想法真的有一些過度了，光靠焦慮終究打動不了不想改變的人，這也是為什麼我認為「自我決定理論」是如此重要的原因：我們需要讓他們想要追求美好，而不是逃避恐懼！

骨質疏鬆與肌少症的預防與治療策略

儘管骨質疏鬆與肌少症隨著年齡增長不可避免，但透過綜合的預防與治療策略可以有效減少其不良影響。

1 均衡的營養：充足的鈣、維生素D和蛋白質攝取對維持骨骼密度和肌肉量非常重要，高齡族應確保每日攝取足夠的營養並根據需求補充維生素和礦物質。但是對於因為宗教信仰或個人因素而選擇吃素的老人家而言，需要先與他們進行溝通，選擇適當

的替代方案,如果有必要,可以與營養師合作。切忌盲目使用一些民間處方或是虛假不實的補充品。

2 體力活動:負重訓練、平衡訓練和有氧運動的結合對預防這兩種疾病尤為有效,但是為了降低高齡族的排斥感,一開始應該使用較為溫和的選擇,例如:太極拳與健身體操之類運動,再慢慢地提高強度。最關鍵的重點在於讓他們維持規律的運動,甚至是經常性的活動,這兩者都有助於減少跌倒和骨折的風險。

3 藥物治療:如前所述,骨質疏鬆可以依靠服用或注射藥物來治療,而肌少症目前仍沒有特效藥物,如果醫師開立了藥物治療的處方,務必請高齡族高度配合,最怕兩天打魚,三天曬網。然而,藥物終究是我們身體的最後一道防線,改變不良的生活方式與飲食習慣才是最好的防治手段。

4 早期檢測與風險評估:50歲以上的人建議定期進行骨密度檢查和肌肉功能測試,有助於早期發現病徵並及時採取對應的行動,尤其是高風險人群,如停經後的女性和患有長期慢性病的高齡族,都應該讓年度健康檢查成為他們最重視的日常任務之一。

5 社區與家庭支持:建立強大的社會支持網絡,提供健康教育和社區活動,都能幫助高齡族保持活躍、減少孤立感,特別是家庭成員的關懷與支持對於高齡族的心理健康和疾病管理極度重要。除此之外,醫生的關心、教練的鼓勵,還有好友之間的彼此照顧,都可以創建強大的支持系統,建立高齡族對於追求健康的

自我效能（self-efficacy），讓他們可以將自我的身體照護視為最優先的事項。

粒線體老化

人的身體在各方面都會出現老化，例如：內分泌腺體、神經系統或DNA層面的端粒，前面的段落探討了骨質疏鬆與肌少症，接下來要談的便是與骨骼肌肉有關的老化——粒線體老化。

粒線體（Mitochondria）是細胞內的一種胞器，在大腦、心臟及肌肉中的密度特別大，被稱為細胞的「能量工廠」，因為負責將食物中的能量（特別是醣類與脂肪）透過氧氣轉化為細胞可用的能量形式（ATP），這一過程主要通過氧化磷酸化來完成。

粒線體幾乎存在於所有真核細胞（包括動物和植物細胞）中，是維持細胞正常運作所不可或缺的胞器，除了提供生物所需的能量之外，當細胞受到壓力或損傷時，粒線體可以釋放出細胞色素C等信號分子，啟動細胞凋亡（apoptosis）的過程，幫助清除損傷或潛在危險的細胞。同時，粒線體可以儲存和釋放鈣離子，幫助維持細胞內的鈣離子平衡，這對於肌肉收縮、神經傳遞，以及多種細胞信號傳導過程都非常重要。

粒線體的老化便是指粒線體隨著年齡增長，功能逐漸失常、衰退的過程，被認為是全身細胞和機能老化的重要原因之一。至

於一般常見的粒線體老化會出現以下幾個問題：

1 能量產生減少：隨著年齡的增長，粒線體產生能量的效率會下降，這是因為粒線體內的電子傳遞鏈和氧化磷酸化過程逐漸減緩，結果減少了ATP的生成。這種能量產生能力的減少導致了身體供量不足，進一步影響到肌肉、神經和其他器官的正常運作，是衰老的主要特徵之一。

2 自由基累積：粒線體是細胞內主要生成自由基的場所，這些自由基有攻擊人體細胞的特性，當粒線體功能隨著年齡增長而減弱，自由基的產生便會增加。本來在健康的成年人體內有足夠的抗氧化酶，可以適當中和自由基去保護身體，可是在人體老化的過程中，粒線體工作效能下降、自由基開始大量出現的同時，抗氧化酶的數量也開始減少，如此一來便讓自由基在細胞內部大量累積，傷害體內的其他細胞。

3 粒線體DNA損傷與突變：粒線體內有自己的DNA（mtDNA），比起其他位於細胞核內的DNA更容易受到自由基的傷害。隨著年齡增長，mtDNA的損傷和突變會導致粒線體功能失調，加上老化的粒線體無法製造出足夠能量去平衡這些變化，長期下來會影響蛋白質的合成，進一步削弱細胞的功能。而這些突變也是產生癌細胞的原因。

4 自噬作用減少：自噬是細胞清除受損粒線體的過程，有助於維持粒線體的健康狀態，可以說是一種維持細胞更新的「資

源回收」。隨著年齡增長，自噬作用的效率下降，使受損的粒線體不能被及時清除，會導致更多粒線體受到傷害，進一步引發病變。

　　除了年齡增長導致的粒線體老化之外，還有一些因素會造成粒線體的損傷，包含外在環境的影響，如空氣汙染、過度日光曝曬、輻射等；或是不良的飲食和生活習慣，像是食品的色素和添加物、抽菸喝酒、熬夜、精神壓力等。假如想要喚回粒線體的正常功能，針對上述因素去改變環境、戒除不良習慣、維持健康飲食都能收到良好的效果。另外，由於粒線體大量存在於肌肉之中，積極運動、有計畫地訓練肌肉組織，同樣是有效維護粒線體健康的手段！

　　骨質疏鬆、肌少症和粒線體老化不僅對個人健康構成威脅，也對整體社會帶來了沉重的經濟負擔，像是骨折和肌少症相關的醫療費用及護理成本高昂，隨著全世界人口高齡化，這些費用還會持續增加。不過，這三種問題的共通點都是可以透過肌力訓練改善，甚至達到逆轉的效果，所以，我們要去思考的課題便是如何讓高齡族可以動起來！

02 上了年紀的隱形危機：跌倒

對於高齡族最可怕的隱形殺手就是跌倒。慢性疾病通常會有明顯的症狀或疼痛，也有具體明確的識別標準（如心率和血壓），利於人們追蹤與治療，但是跌倒是無法預期的，幾乎百分之百都是意外！而且最嚴重的是跌倒造成的後續傷害，由於高齡族多半都會有骨質疏鬆的毛病，跌倒時極易導致骨折，其中以髖部骨折尤其危險，嚴重的話會導致癱瘓、失能與過早死亡。

跌倒另外一個危險是可能導致頭部受傷，尤其當高齡族跌倒時，頭部直接撞擊地面和硬物會產生腦震盪或是顱內出血。即便骨骼與大腦在跌倒時沒有問題，但是仍然會讓軟組織受傷，產生肌肉拉傷、韌帶扭傷和瘀傷等，由於高齡族循環系統較差，舊傷很難痊癒，這會進一步導致疼痛和活動能力下降。

活動能力下降自然又是一個不容忽視的問題，不管是因為傷害還沒復原，又或者是害怕再次跌倒，高齡族的運動量會大幅減少，導致體能迅速下降、肌肉加速萎縮和關節喪失靈活度，也會讓原本就存在的一些慢性疾病更加惡化。如果高齡族因為跌倒而

失去部分或全部的自理能力，就必須要依賴家庭成員或專業護理人員的長期照顧，除了造成經濟方面的負擔之外，生活品質也會出現很大的影響。不僅如此，他們可能無法像以前那樣獨立生活，喪失日常活動的能力（如穿衣、洗漱、如廁等），並大量失去了與外界他人社交的機會，這對於高齡族的自我價值與尊嚴而言，是一個非常大的打擊。

高齡族跌倒的原因

如果你正屬於一個容易跌倒的族群，那麼以下在生活中可能會產生跌倒的因素請特別注意，並且牢記在心。有些因素可以透過運動來改善，有些需要對於環境做適合的安排，還有一些可能要與醫療專業人員合作才能避免。意外總會發生，但是我們可以努力將發生的機率減到最小，同時提升自己面對意外的能力。

1 內在因素：

- **平衡和協調問題**：隨著年齡的增長，大腦前庭系統功能開始退化，讓高齡族的平衡感和協調性下降導致行走時無法有效的支撐與轉移體重，也是高齡族步履蹣跚的主要原因。
- **肌肉力量和關節活動度下降**：上了年紀後肌肉力量和柔軟度減弱，使高齡族在失去平衡時更難及時恢復穩定。
- **視力和聽力下降**：視力模糊、對比度感知減弱、夜視能力

下降等問題會使高齡族更難識別障礙物或地面的變化。聽力下降也可能影響對環境聲音的判斷。

　　• **慢性疾病**：糖尿病、心血管疾病、帕金森氏症和中風等都會影響身體的平衡和運動能力。

　　• **藥物副作用**：鎮靜劑、降血壓藥、抗憂鬱症藥物等可能會引起頭暈、嗜睡或低血壓，增加跌倒的風險。

　　• **認知功能下降**：阿茲海默症或其他大腦神經退化所造成失智會導致判斷力下降、反應能力變慢，增加跌倒的可能性。

2 外在因素：

　　• **環境障礙**：不平坦的地面、濕滑的地板、缺少扶手的樓梯、未收妥的玩具等都可能導致跌倒。

　　• **不良照明**：光線不足或過強都會影響視力，使得高齡族無法看清楚潛在的危險。

　　• **不合適的鞋子**：鞋底過滑或不適合的鞋型會增加跌倒的可能性，加上高齡族不像年輕人會經常更換鞋子，有時鞋底紋路已經磨平卻捨不得丟，或是因為無法彎腰繫鞋帶而選擇只穿拖鞋，都是造成跌倒的原因。

3 行為因素：

　　高齡族如果因為種種因素（體虛、疼痛等），長期沒有活動意願而缺乏運動，會讓已經開始走下坡的肌力和靈活度加速下

滑，導致執行快速起身、搬運重物或攀爬等動作時容易重心不穩。

4 突發性因素：

突發的頭暈、低血糖發作、突如其來的心臟問題或是姿勢性低血壓等意外都會導致跌倒。

高齡族的步態

為什麼要了解步態？步態（gait）如同字面的意思，是指一個人走路的姿態，而步態週期（gait cycle）是指人們在行走時，從跨出的一隻腳開始接觸地面到往前抬起後，再次接觸地面的過程，高齡族在這個週期中任何階段出現問題都可能導致跌倒。如果在最簡單的步行裡都可以發現功能性的障礙，再加上前面提到的外在因素或突發狀況等，發生意外的可能性更高。根據統計，80歲以上的高齡族中，60%的人有出現步態異常與障礙，其中缺乏運動的人口，可能在四五十歲時就已經出現前兆。如果沒有及時改善步態，會嚴重影響到生活品質與生活自理的能力。

步態週期可以大致分為「站立期」（Stance）與「擺動期」（Swing）兩個主要階段：

> 站立期

當一隻腳在地面上支撐體重時，稱為「站立期」，大約占整個步態週期的60％。

- **初始著地（Heel Strike）**：腳跟首次接觸地面。
- **負重反應期（Loading Response）**：腳掌開始與地面接觸並支撐身體的重量。
- **支撐中期（Midstance）**：整個腳掌平放在地面，支撐全部體重，另一隻腳開始擺動。
- **支撐末期（Terminal Stance）**：重心轉移到前腳掌，腳跟抬起準備擺動。
- **擺動前期（Pre-Swing）**：腳趾離開地面，身體重心轉移到另一隻腳上。

> 擺動期

當一隻腳離開地面並向前擺動時，稱為「擺動期」，大約占整個步態週期的40％。

- **擺動初期（Initial Swing）**：腳剛離開地面開始擺動。
- **擺動中期（Midswing）**：腳在空中擺動，準備接近另一隻腳的支撐位置。
- **擺動末期（Terminal Swing）**：腳準備再次接觸地面，完成步態週期。

圖 1-1　步態週期

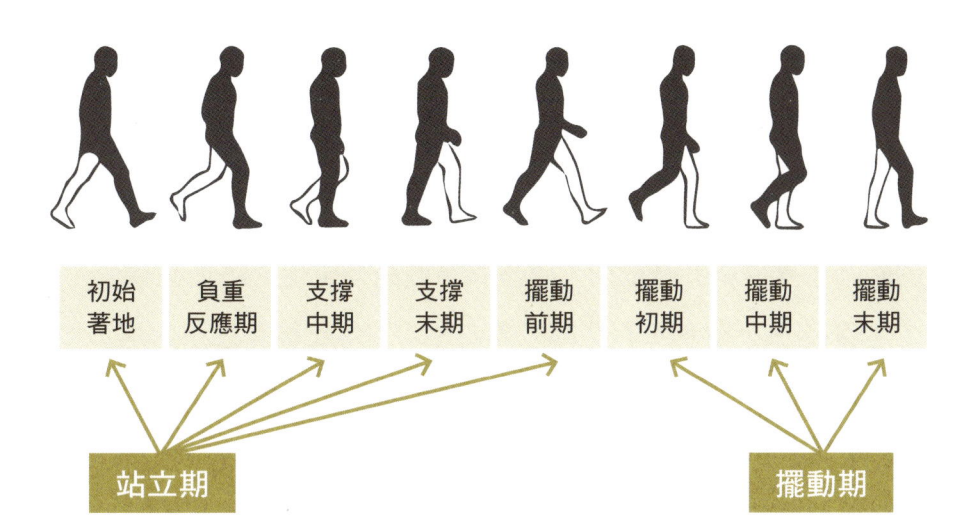

| 初始著地 | 負重反應期 | 支撐中期 | 支撐末期 | 擺動前期 | 擺動初期 | 擺動中期 | 擺動末期 |

站立期　　　　　　　　　　　　　　　擺動期

　　　高齡族的步態通常會因為身體功能退化、慢性疾病及環境因素等多方面的影響而發生變化。要確認一個人身體的功能性，首先可以從動作效率方面來觀察。「動作效率」（Movement Efficiency）是指在執行某一動作或身體活動時，以最小能量消耗、最少時間和最高效果來完成的能力，反映對該動作的熟練程度、協調性與效率，例如：是否能俐落地從椅子上直接坐姿起身？還是需要透過雙手支撐在大腿或扶手上，再緩慢地起身？在步態方面也一樣，走路是否輕盈自在？還是腳明顯在地上拖行？步行速度緩慢？我們可以透過分析自己的步態了解健康狀態與跌倒機率並加以改善，而高齡族的步態常常會出現這些變化：

1. **步幅縮短**：高齡族每一步的距離通常比年輕人短，這是由於肌肉力量、柔軟度和協調能力的衰弱，導致他們在行走時更傾向採取短小的步伐以增加穩定性。

2. **步頻降低**：步頻是指每分鐘步行的步數。高齡族通常會以較慢的步頻行走，藉此減少疲勞累積。

3. **雙腳站立時間增加**：高齡族在行走時，雙腳同時接觸地面的時間（支撐期）會增加，這是為了提高穩定性，防止跌倒。

4. **步態不對稱**：有些高齡族走路時可能出現步態不對稱，如左右腳步幅不一致、步速不均勻，通常是由於身體單側弱化、神經問題或其他疾病（如中風後遺症）所導致。

5. **步態寬度增加**：高齡族可能會增加步寬（雙腳之間的距離），以增強平衡和穩定性，尤其在地面不平或感到不穩時。

6. **步態震顫或不穩**：走路時身體會搖晃、不穩或踉蹌，通常與平衡控制能力的下降有關。

7. **拖行步態**：部分高齡族在行走時可能會足部拖地，特別是在肌肉無力或存在神經病變的情況下。

　　肌力的下降會讓高齡族在支撐期無法有效支撐身體的重量；平衡感的喪失會在負重反應期無法迅速將體重轉移；柔軟度降低則會在擺動期無法將腿往前擺出，同時在跨步時腳尖無法提高，使得步伐在地上拖行，以上都是跌倒的潛在危險因子。一般來說，專業醫療與物理治療人員在臨床會使用緹式步態評量表格

（Tinetti Gait Analysis）進行詳細的評估。但是我們在平時可以透過自我感覺（例如：走路是否吃力？有無拖行？上下人行道或樓梯時是否容易掃到腳尖？）或是請他人從旁觀察來判定。我認為要了解一個人的身體狀況和能力，不用看他可以舉起多重的重量？不用看他是不是可以劈腿？只需要看他是不是可以隨心所欲、健步如飛地行走！

我們分析了高齡族跌倒與步態變化的種種原因，外在因素可以透過改善環境或預防來避免，而內在身體素質的方面則可以藉由肌力訓練、平衡訓練和活動度訓練來增強，這些都不是使用藥物與營養補充品可以取代的（病理因素除外），所以運動正是打造高齡族全方位體適能的不二法門！

圖 1-2　高齡族步態變化示意圖

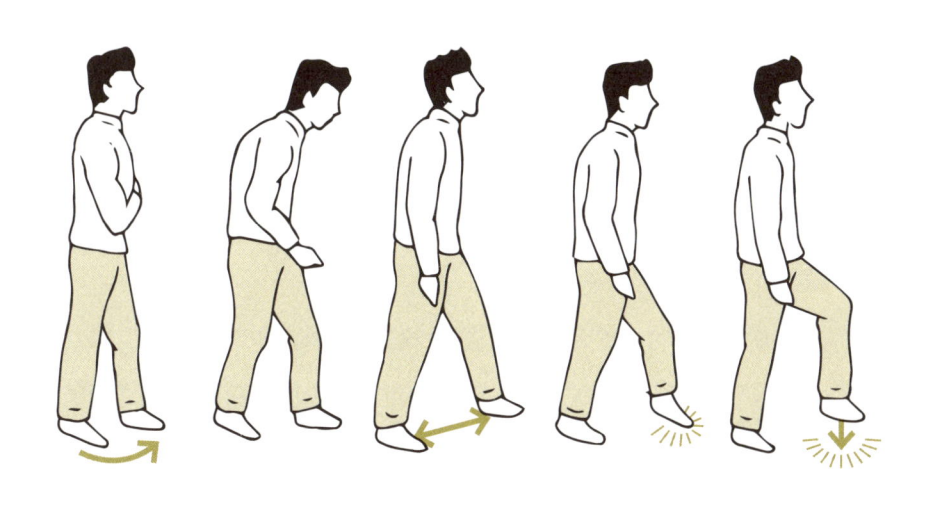

03 健康與長壽的智慧：藍色寶地

　　介紹完高齡族常見的健康風險，包含骨質疏鬆、肌少症、粒線體老化及跌倒，我們已經了解透過運動能夠有效改善這些症狀，那麼是否有實際的案例可以作為參考和借鑑？藍色寶地（Blue Zones）就是一個引人入勝的概念，起源於丹・布特納（Dan Buettner）對全球長壽和健康地區的研究。

　　我第一次知道這個名詞是在搜尋高齡族的資訊時找到了相關介紹，表明這些地區的居民在健康、長壽和生活品質方面展現出顯著優勢，甚至在人瑞（超過100歲）的密度上成為了全球健康專家關注和模仿的對象。藍色寶地分布在亞洲、美洲與地中海地區等五個不同的國家與區域，彼此之間的文化、生活習慣與飲食方式有很大的區別，但是居民之間卻又有著令人嘖嘖稱奇的共通點：健康與長壽。

　　我想藍色寶地一定有值得我們效仿與學習的地方，如果可以深入了解其中的特點，肯定可以帶給我們一些增進自身健康的想法，同時進一步反思過去生活方式，看是不是有哪些不足之處？

說不定就可以發現我們一直以來遍尋不著的那塊拼圖！

藍色寶地的祕密

丹・布特納是一位旅行家、作家和國家地理頻道的記者，他與研究團隊透過分析全球各地人們的健康與壽命，發現了一些特定地區的居民活得比全球平均壽命更長，並且在年老時仍然保持良好的健康狀態。在Netflix上有布特納造訪藍色寶地的紀錄片《長命百歲：藍色寶地的奧祕》（Live to 100: Secrets of the Blue Zones），同時他也將所有的心得寫成了一本書《藍區挑戰：四週改變一生的健康長壽計畫》（The Blue Zones Challenge: A 4-Week Plan for a Longer, Better Life），闡釋了如何實際應用這些地區長壽的祕訣。

布特納探訪的藍色寶地為日本的沖繩縣、義大利薩丁尼亞島、希臘伊卡里亞島（Ikaria）、哥斯大黎加的尼科亞半島（Nicoyan Peninsula）與美國加州羅馬琳達（Loma Linda）。儘管這些藍色寶地分布在世界各地，當地的文化風俗和地理環境各異，但居民們在生活方式上有著許多共同特徵，是他們之所以能夠健康長壽的關鍵。布特納和他的團隊透過研究，總結出了影響藍色寶地居民長壽的九大生活習慣（Power Nine），我認為這些原則可以作為我們推廣健康生活方式的參考，非常具有價值。

自然活動（Move Naturally）

藍色寶地中的居民並不依賴刻意的健身計畫或高強度運動，而是在日常生活中自然地進行大量的低、中強度活動。這五個區域都是都市化程度較低的地方，位置不是在海邊就是靠近山區，當地居民已經習慣每天大量的步行，根據布特納的觀察，這裡的人們每天的活動量基本上都超過一萬步，即便是八九十歲以上的高齡長者也是如此。同時他們的休閒活動多半是種花種草或健走郊遊，也就是說，我們口中的「活動」，在他們的眼中反而是「休息」。

在布特納反覆造訪這五個地方時意外發現，幾乎找不到什麼健身房或是運動中心，也就是說日常的大量活動已經讓當地人的運動量非常充足，不需要這些人工的鍛鍊場所與設備。這點便讓我產生了很多想法，想想現代人會開車到健身房跑步，甚至還有會員特別在乎健身房上下樓有沒有電梯，似乎顯得有些矛盾。

生命的目的（Purpose）

藍色寶地的居民通常擁有強烈的生活目標感，這種使命感是他們每天起床的動力，知道自己為何而活、為誰付出，也許是為了另一半、為了家庭、為了社區或為了國家。因此，在這些地方——特別是老人——幾乎不會出現茫然度日的狀況。他們知道自

己每一天都有特定的工作，也許是接孫子和孫女下課、也許是做義工、也許是為了社團的聚會做採買與布置，正因為這樣，心中持續感到充實，完成所有工作後也會獲得滿滿的成就感。專家相信這種愉悅感與藍色寶地居民的長壽和較低的心血管疾病發生率有著密切的關係。

壓力釋放（Down Shift）

即使是藍色寶地的居民也無法完全避免壓力，但他們都有有效釋放壓力的方法，例如：沖繩的居民透過家族聚會來緩解壓力；薩丁尼亞的居民每天會有快樂的社交時間，找到對象傾訴自己所面對的挑戰；而美國羅馬琳達的居民則重視祈禱和冥想。這些活動成功幫助他們減少壓力帶來的負面影響。

相較之下，現代的年輕人習慣自己把壓力一肩扛起，就算想要抒發，也缺乏適當的機會與管道；而年長者更難找到對象可以分擔這些負面情緒，特別是獨居老人。此外，東方人偏向保守，很難向他人啟齒自身的問題。這都是為什麼現代人容易罹患憂鬱症與慢性疲勞綜合症的原因，而這些慢性健康問題正好就是長壽的大敵。

八分飽法則（80% Rule）

　　藍色寶地的居民通常遵循「八分飽法則」，吃飯時覺得有點飽足感就會停止進食，而不是吃到完全飽，自然而然就會放下手中的刀叉。這是相當重要的飲食習慣，有助於減少熱量攝取及腸胃負擔，進而降低肥胖和相關疾病的風險。

　　我從他們的用餐習慣中注意到的另外一點，在於正因為這幾個地區的都市化不是那麼發達，人們對於手機等3C產品的依賴度並不高，他們在吃飯時可以專注品嚐食物的風味與細嚼慢嚥，不會像我們會一邊吃飯一邊追劇。事實上，就是因為沒有專心吃飯，導致了我們過度進食而不自覺。當胃部已經裝滿食物時，會透過神經系統向大腦釋放「吃飽了」的訊號，但是由於沒有專心吃飯，使得這個訊息的釋放遭到延後，所以當我們感覺吃到八分飽時，其實已經吃飽了，只是訊號還沒到達。而暴飲暴食的飲食方式更會讓我們無法察覺到飽足感。所以，「八分飽法則」其實非常符合現代的生物科學。

　　同時，吃八分飽也代表著心理層面上的知足，藍色寶地的人們不會要求過多的物質欲望，只要能夠讓自己感受到平安喜樂就足夠了。換個角度想，他們已經在生活擁有太多的幸福與滿足，自然不會追求其他層面的享受。

植物性飲食（Plant Slant）

藍色寶地的居民飲食以植物性食物為主，如蔬菜、水果、豆類和穀物。這些地區本身就盛產大量的農作物，所以自古以來就是他們的主食來源。特別是伊卡里亞島就是我們熟知的「地中海飲食」發源地，這種飲食方法已經被全世界公認為最好的飲食形態。伊卡里亞島的人們雖然並非徹底吃素，但紅肉類的攝取量很少，基本上一週一次，其餘的蛋白質就是以魚類與豆類為主；而沖繩的居民則是食用地瓜，不但富含纖維和抗氧化劑，還有助於降低心血管疾病和癌症的風險。

在《肥胖大解密》（*The Obesity Code*）一書中，作者傑森・方（Jason Fung）提到大自然界的一切都有巧妙安排，如果存在了某種毒素，那也勢必有相對應的解毒劑，例如：對於人類來說，單醣就像是一種毒藥，吃多了對於身體健康會有諸多不良影響，但是與此同時，上天也賜給了我們解藥，那就是膳食纖維。很可惜的是，在現代生活中，我們大量攝取精緻醣類，相反地在飲食中卻極度缺乏纖維素，這也是導致過早老化、心血管疾病和大腦退化的原因之一。回頭看看藍色寶地的飲食傾向，完全參透了造物主賦予的資源，這也是他們得以健康長壽的祕訣吧。

適量飲酒（Wine at 5）

　　藍色寶地中的薩丁尼亞和伊卡里亞島，適量飲用紅酒（尤其是在晚餐時段）是一個常見的習慣。紅酒中的多酚類化合物，尤其是白藜蘆醇，被認為對心臟有益；而日本利用傳統方法所釀製的清酒，也被發現內含很多的酵素，有助於促進血液循環與預防慢性疾病。重點來了，世界上各個國家與民族都有著不同的飲酒文化，為什麼許多地方都喝到脂肪肝與大腦退化，偏偏這幾個地方卻愈喝愈健康呢？

　　重點在於飲酒的時機。

　　藍色寶地居民都是在晚餐的時候飲酒，他們把酒當作搭配美味佳餚的最佳飲料，同時藉由酒精放鬆身心，也有助於拉近彼此的距離，釋放日間的壓力。另外一方面來說，與食物共同攝取酒精，也減輕了對於腸胃的負擔。

　　除此之外，大家有沒有注意到影視作品裡，這些地方的人是怎麼喝酒的？葡萄酒通常會裝在高腳杯中，而且每一杯只有一點點的量，他們在喝酒時會先聞一聞香味、觀賞一下色澤，再小酌一口。而日本人的清酒都是承載一個很小的酒壺中，而他們的清酒杯——與其說是杯子，還不如說是碟子，所以他們每一杯也喝得不多。對於他們而言，喝酒只是一種享受生活的方式和手段，因此重點不在於要喝醉。至於擁有不良飲酒習慣、只想喝個酩酊大醉的人基本上就是拿起整個酒瓶牛飲，讓大量的酒精瞬間在體

內揮發，麻痺大腦神經去享受放飛自我的快感，這樣反而就會讓身體承受很大的壓力。而且，在醫學上已經證明如果在睡前飲酒，不但會干擾睡眠、減少非快速動眼期（NREM），同時還影響睡眠時期的生長激素釋放。

信仰生活（Belonging）

藍色寶地的居民普遍有著深厚的宗教或精神信仰。自古以來，沖繩受到中華文化的薰陶，擁有慎終追遠的概念，會定期替先人掃墓，並且祈求祂們的庇佑，除此之外也受到佛教信仰深遠的影響；基督復臨安息日教會（Seventh-day Adventist）是美國羅馬琳達所有居民最重要的信仰，他們除了每週的禮拜之外，還經常自發性地舉辦聚會；其他的藍色寶地，居民們也都虔誠信奉天主教與基督教。

他們的宗教信仰不僅提供了心理支持，還促進了社交聯繫和集體歸屬感。過去有研究發現，定期參加宗教或精神活動的人往往壽命更長，很有可能與減少壓力和增加社交互動有關。而高齡族透過宗教信仰，也能夠降低他們對於死亡的恐懼，讓自己可以更加灑脫與達觀地面對自己生命的最後旅程。

於此，我看到的是宗教儀式讓高齡族有很多的機會相聚在一起，對於降低孤獨感、投入社會活動與拓展人際關係有相當大的幫助。即便沒有特定宗教信仰，參加像是冥想或太極拳這類大多

以團體形式進行的活動，都有助於高齡族維持身心靈的健康。

家庭優先（Loved Ones First）

藍色寶地的居民通常非常重視家庭，包括照顧年邁的父母、保持與配偶和子女的密切聯繫，這種家庭結構穩固，家庭成員之間互相支持的情感連結對心理健康和長壽有顯著影響。

現代人的家庭因為社會形態的轉變，都趨近於小型化，過去那種三四代同堂的大家庭已經不多見。孩子們成年以後紛紛離開父母自組家庭，因此擴大了父母與子女之間的距離，這裡說的不只是物理上的，還包含了心靈上的疏遠。在日常生活中，由於工作與其他因素，導致子女久久才與父母聯絡一次，這種疏離感對於高齡族的心理有很大的負面影響，他們會感到被孤立、被拋棄、甚至是被遺忘，再加上大腦神經元日漸退化導致的認知功能下降，對於身邊的一切都會更加缺乏安全感。這也是為什麼65歲以上高齡族罹患重度憂鬱症的比例這麼高的原因。

在《長命百歲：藍色寶地的奧祕》這部紀錄片裡，我們就可以看到這些地區的高齡族儘管大多是獨居，但他們的子女每個週末固定會回去與父母見面吃飯，彼此分享近況、維繫情感；而對老人家而言，準備每週家庭聚會的餐點也格外具有儀式感，是一件意義非凡的事情。當然，由於他們的家人大多住在同一個市區，所以定期的家庭聚會並不會太困難，但是如果距離較遠、甚

至待在不同國家的子女，確實無法經常回家與父母見面，不過現在科技發達，很多高齡族也開始使用3C產品，透過通訊軟體或視訊電話的方式，同樣可以將世界各地的家人聯繫起來。

必須謹記在心的是，不管是當面或是線上與家人聯繫和互動，最大的重點都在於要讓高齡族感受到自己是被需要、存在是有價值的，並且能夠有所貢獻。

正確的社交圈（Right Tribe）

藍色寶地的居民通常會參與一個支持性很強的社交圈，他們的朋友往往有著相似的健康價值觀和生活方式，這樣的社交圈有助於維持健康的習慣並提供情感支持。前面也提到這種社交也許是來自於宗教聚會、也許是來自於運動社團，也有可能是來自於志工活動，透過這些機會，高齡族可以認識與自己年齡相仿、狀況相似的新朋友，同時建立共同的目標，彼此之間可以相互加油打氣。如此一來能讓高齡族更有理由走出家門大量活動與他人交流；更有喪偶的高齡族在這類的活動之中找到新的幸福。

以上就是布特納多次造訪這五個地區，總結出來他們長壽的九大因素，但是他也發現隨著都市化的推進，藍色寶地漸漸面臨消失的危機，首當其衝就是沖繩。這幾年，他發現沖繩市區內的速食餐廳愈來愈多，商場也愈蓋愈大，汽車更是滿街跑，過去

簡單樸實的生活區域正在慢慢縮小，也許再過個十數年，沖繩就會消失在藍色寶地的名單之中。而其他四個地方也都有類似的狀況，這讓布特納感到非常焦慮，難道健康長壽的生活終究會被時代的發展所拋下嗎？

事實上，這幾個地方的居民並沒有刻意為了長壽去打造這樣的生活方式，而是他們的生活方式造就長壽的結果。如果我們汲取這些智慧與經驗並按部就班實施，那麼我們也能夠打造屬於自己的藍色寶地，像是在過去的幾年中，布特納已經在美國多個城市推行「藍色寶地計畫」，成果讓人滿意，裡面居民的平均預期壽命延長了3～4年！

打造屬於自己的藍色寶地

我從藍色寶地得到的寶貴經驗是，這些地方居民的壽命明顯與他們的活動量成正比，可是他們基本上沒有在思考自己今天是否該運動？因為他們本身就是生活在運動之中！這些人平常的生活環境就是他們的運動場、健身房，他們生活中沒有槓片、啞鈴與跑步機，卻比任何人都要來得活躍與硬朗；他們沒有刻意地追求長壽，但是卻活出了讓人羨慕的生命，這裡不只是說年齡，也包含了生活的品質！而且，運動對他們來說沒有明顯的目的性，而是一件理所當然的事情，自然不會覺得痛苦或有壓力，甚至不會為了有沒有效果而患得患失。

還有重要的另外一點，他們都是互相陪伴的！

美國密西根大學在2018年做了一份孤獨與健康之間關係的研究，招募了約2000名50歲至80歲的高齡族進行調查，發現認為自己有社會孤立的人中，有17％的高齡族表示心理狀況不佳，有28％的人表示身體狀況不良；反之沒有社會孤立感的受訪者中，只有13％表示其心理狀況一般或不佳，2％身體狀況有問題。

研究人員發現高齡族的心理健康與身體健康之間會極為強烈地互相影響。（其實對任何人來說不也都是一樣嗎？）其他的研究也指出孤獨感對高齡族的影響，甚至跟每天吸15支煙一樣嚴重！由此可知，高齡族積極地拓展或是維持人際關係有多麼重要！藍色寶地的人們平日生活就結合運動與社交，能夠同時提升了生理與心理的全方位適能，更不用說還搭配上良好的飲食、樂觀的心態與信念等等，並且數十年如一日，絕對不是因為感覺到自己年紀大了以後才開始。

當然，就算感覺到自己健康狀況下滑才開始思考要改變生活的方式也不遲，只要付出一點努力，就會收穫一點改變。那麼究竟該如何開始呢？假如過去活動量比較少的話，就從固定來點簡單的運動出發吧！像是走路就是個不錯的起步，一個人散步自在愜意；如果有人陪你一邊走一邊聊天，不但可以增進走路的樂趣，有了搭檔的提醒與鼓勵，更容易堅持下去。除此之外，參加運動相關的社團或課程，也充滿著發現新世界的機會！

04 高齡族動起來

　　透過藍色寶地的例子，我們能夠理解運動對於高齡族來說是促進健康、延長壽命的重要手段。最近幾年，我們在YouTube、IG與Tik Tok等各大網路媒體上看到有很多高齡族走進健身房做肌力訓練，甚至參加健力比賽，我身為在健身產業耕耘多年的教練，覺得這是一件非常令人欣慰的事情。不過，觀察我們身邊的高齡族，有在進行肌力訓練的依然是少數，與目前高齡化的速度相比仍舊不足。畢竟，即便對於許多年輕人來說，養成運動習慣都不是一件容易的事了，許多高齡族本來對運動就有更多的抗拒，或因身體的健康條件而有所顧慮。因此，想讓高齡族有意願開始運動，就必須要從心態了解起。

對「健康與長壽」的想像

　　如果去問一位上了年紀的高齡族，談到健康與長壽的人，腦袋裡浮現的第一個畫面會是什麼樣的形象？我想不會是前面提到

的那些網路影片中肌肉發達、力量驚人，運動能力甚至讓年輕人都自歎不如的長者；而是大多是在武俠小說或影劇作品中出現的那種仙風道骨、體型精瘦，感覺不食人間煙火的姿態。

傳統而言，高齡族對於長壽的印象停留在過去民間故事中的人瑞，認為要長壽、養生就不能做太過激烈的運動，動作愈慢愈好，例如：打太極拳或是跳一些民俗舞蹈。我有遇過有人分享要學習武當派創始人張三豐的養生之道，甚至還有網路上的文章強調人類應該要學習烏龜，因為牠們是出了名長壽的動物，平常動得愈少，才能活得愈久。另外，也會認為飲食要清淡，每一餐要盡量簡單，以清粥小菜或是吃素是最好的，多吃肉類會對高齡族的腸胃會造成很大的負擔。

不過，透過一系列近代醫學的研究，我們現在發現要遠離一切相關的疾病與疼痛，以至於對抗老化，就是要保持活動，因為「用進廢退」──積極地使用身體就會進步，荒廢了不用就會退步。更進一步來說，如果要逆轉老化過程帶來的相關問題，甚至還要加入有足夠挑戰和強度的訓練。

「運動」與「訓練」

這就引出了第二個問題，什麼才算是「運動」？

根據美國運動醫學會（American College of Sports Medicine, ACSM）與美國心臟協會（American Heart Association, AHA）所

發表的共同聲明之中，建議為了維持身體健康與降低慢性病的風險，18歲到64歲的成年人每週應該要從事150分鐘的中等強度（或是75分鐘的高強度）有氧運動與兩天的全身性肌力訓練。這項指導原則對於所有的健身專家或相關從業人員都是耳熟能詳，不管哪一本教科書中都會明確地強調這一點。

有注意到什麼奇怪的地方了嗎？假如我們在街上隨機請教一位路人：「你平常有在運動嗎？」如果說「有」，那麼再進一步地詢問：「你平常都做一些什麼運動呢？」想必會聽到跑步、游泳、打球、跳舞、爬山或潛水等答案，而非專家學者為維持身體健康、減緩慢性病所建議的肌力訓練、心肺訓練、核心訓練，甚至是矯正性訓練。

這是因為對於大多數人而言，「運動」是具備休閒娛樂性質、甚至包含社交元素，會讓人感到愉悅的活動，並不一定有具體要追求的目標與結果，重點多半在於享受過程。這類身體活動對人們的健康有所幫助，但是不見得能滿足每個人各自的健康需求，而且很可能也沒有建立規律運動的習慣。因此，決定運動的關鍵因素是個人當下的主觀感受，喜歡就繼續，累了就停下來。

而「訓練」呢？是一連串有組織、有規畫的身體素質強化活動，百分之百的結果導向，因此目標非常確定，終極的成果是要讓身體產生正向的改變（多半是以生理方面為主）。也由於看到身體出現效果是訓練的主要目的，所以每次訓練會有一定程度的強度與挑戰，過程中也不會讓人感到享受或樂在其中（特別是對

初學者而言）。另外，訓練則是非常客觀的，是由專業人員經過評估量身打造的課表，除非達到當日計畫規定的運動量，否則不能結束。最重要的是訓練對於身體產生刺激的結果，要等候一段時間才會顯現出來。

所以，當「運動」變成了「訓練」，自然會出現推行上的困難，就算打著「不管喜不喜歡，現在一切的辛苦都是為了幸福的未來」的標語，但問題是連訓練當下都不太受得了了，中途放棄的人數肯定會比堅持到最後看到效果的人要少得很多，因此在這一點上我們就必須要另闢蹊徑。

從「心」出發

隨著年齡的增長，高齡族面臨著身體機能逐漸退化的現實，會面對諸多心理挑戰，如焦慮、沮喪，甚至無助。許多人會擔心所謂名為「運動」的「訓練」，對於他們的身體是否安全？是否會因為動作過度激烈而受傷？如果因為這樣影響了日常生活，是不是本末倒置，一開始就不參加還比較好？這些恐懼往往是阻礙高齡族開始運動的重要因素，有可能源自於一些傳統的觀念，或是曾經有過負面的運動經驗（不慎拉傷或跌倒等），抑或是感覺自我衰老和身體虛弱的無力感，甚至本身已經承受若干疾病與疼痛，根本不想再額外增加更多的不適。在這樣的情況下，對於是否要接受訓練的一切顧慮是完全可以理解的，心理狀態往往是帶

領人們開始／拒絕運動的最大前提。

我想推薦一段德國藥局Doc Morris的聖誕節廣告「照顧好自己」（Take Care），我在自己的高齡族課堂及講座中已經播放了無數次，每次都為之動容，也有不少學員隨之落淚。這段廣告的內容是一位老先生某天早上醒來，發現鄰居在布置院子，才驚覺到聖誕節要來了！此時的他一躍而起，穿好了衣服，跑到車庫裡把一顆塵封多年的壺鈴拖了出來。接下來的每一天，他都在家中不斷地練習舉起這一顆沉重的壺鈴，期間有好幾次不慎失手，讓壺鈴重重摔掉落地面，驚動到了鄰居。可是他不以為意，還是持續鍛鍊，儘管看在隔壁人家的眼裡，會覺得他是不是精神出了問題，最終一切的答案都在片尾揭曉。

聖誕夜當天，老先生盛裝出席了自己女兒家的聖誕晚餐會，外孫女看到好久不見的外公，立刻給了他大大的擁抱，而外公準備的聖誕禮物是顆超大的聖誕星星。接下來，老先生蹲下去抱起外孫女，然後高高舉起，讓她可以把這顆星星放到聖誕樹的最頂端。看到外孫女心滿意足的笑容，這就是他最大的幸福！

此刻，謎底也就不言而喻，為什麼老先生會開始運動？不是為了增進健康，也不是因為害怕疾病，而是為了一個希望，希望自己可以看到外孫女那能夠融化任何冰雪的笑容、希望可以幫助她實現在聖誕夜親手把星星放到聖誕樹頂端的願望！（請大家務必要去網路搜尋這部影片來看，其中的運鏡、配樂與敘事手法所帶來的衝擊是我透過文字轉述的一百倍！）

為什麼這部影片會如此感人？因為它並沒有直接告訴你：「你該運動了！」也沒有不斷強調高齡族在缺乏運動會導致哪些疾病，更沒有炫耀有多少長者發揮了驚人的力量與體能；而是很單純陳述一件事：我運動的最終目的是為了自己的生活，而這樣的生活會讓我感到心情愉悅、快樂與幸福。這種幸福感也許是來自於能夠讓自己最在乎的人快樂，或是可以享受自在的生活方式，又或者是可以開始追逐一些過去想要嘗試、卻苦無機會體驗的挑戰。意識到這一點，會比任何醫學或是健身專家所給予的建議還要有力量，因為這就是專屬於你自己的「動機」！

　　仔細一想，這不就是藍色寶地居民長壽祕訣之一嗎？因為每個人知道他們的生活重心、生命目標，因此方向很明確，行動完全自主，就像我們前面所說，他們並沒有刻意要求自己要多運動，但是他們所有的興趣、愛好與理想，都與保持活躍有關。

　　如同我們都聽過的「北方與太陽」寓言故事，它們打賭誰可以讓路人把風衣脫下來，可是不管北風吹得有多強，路人只是把風衣愈拉愈緊；而太陽則是發光發熱，讓這個路人熱到主動將風衣脫下來。對大多數人而言，只去強調疾病與老化相關的風險、失能的過早死亡率、偌大的醫療成本與負擔等，都是北風啊！他們會讓你覺得冷，同時也會使你的防備姿態愈來愈重，甚至有一些高齡族被告知自己健康狀況的低下與面臨疾病的嚴重性之後，反而產生了很強的無力感，就此自我放棄。

　　想一想，會讓你願意運動的真正理由是什麼？不是達到健

康，健康只是一個手段而已，對你而言，像那位老先生想要抱著外孫女高舉過頭一樣的強烈動機是什麼？也許就同樣是陪伴你的下一代，看著他們長大；也許是讓你可以持續與朋友維持聯繫，感覺自己的生活充實；也許是你還未完成的理想，不管是回饋社區或分享經驗與智慧；又甚至單純只是想維持自己身為長者的尊嚴，不希望讓他人看到身邊有看護隨侍在側。每一個人的動機都是不同的，根本不需要別人告訴你怎麼做，我們有足夠的智慧思索自己想要或是不想要的未來。

內在動機與外在動機

從心理學的角度來看，我們做任何事情的背後，主要有兩種行為動機的來源：內在動機（Intrinsic Motivation）和外在動機（Extrinsic Motivation），這個理論是源於心理學中的自我決定理論（Self-Determination Theory, SDT），由心理學家愛德華・戴西（Edward Deci）和理查德・瑞安（Richard Ryan）在1970年代發展並逐漸完善。理論中指出內在動機和外在動機在行為的持續性和投入程度上有著顯著的差異：

1 內在動機：個體因為對某些活動本身感興趣，並且能從中獲得樂趣或滿足感而進行特定行為，而非為了獲得外部獎勵或避免懲罰。通常個體在過程中會感到自發、愉快和投入，使得這種

行為能長久持續且愉悅感更高。以運動作為例子，一位高齡族平日喜歡散步，是因為他在過程中感到放鬆、愉快和與大自然的聯繫，帶來充分的滿足和享受，不需要額外的健康或疾病的誘因也會自動自發出門散步。

2 外在動機：個體為了獲得外部獎勵或避免懲罰而進行的行為，因此通常在外部因素消失後，就會喪失繼續下去的動力。好比一位高齡族可能因為醫生建議運動有助於控制血壓，或是家人給予鼓勵或物質獎勵而開始參加健身課程，而不是發自內心的興趣或愉悅，課程一結束後，就不會主動想要繼續鍛鍊。

因此，只有內在動機可以真正與我們的行為完全融為一體。我曾經擔任過美國運動委員會（America Council on Exercise）的國際教育總監安東尼・沃爾（Anthony Wall）的翻譯，他年輕時曾經是400公尺到800公尺的田徑選手，成績雖然沒有入選國家隊，但至少也算是名列前茅了。在退役後，他投入教育訓練的工作，但是每一週除了肌力訓練，還是會安排3天到田徑場跑步。沃爾與我分享雖然他喜歡跑步，但是100公尺的衝刺對他來說強度太大，實在接受不了；10公里的長跑覺得冗長又無聊；400公尺到800公尺這個距離不但可以帶給他跑步時的速度感，又能感覺一切游刃有餘，所以只要身體狀況允許就會一直跑下去。這是一個非常好的內在動機例子。

至於外在動機的例子，大家可能會聽說一些退役後的運動

員，不管過去是全運會、亞錦賽、世錦賽或奧運層級的選手，從第一線退下來之後身材就開始走樣，而且再也沒有接觸過去鑽研的運動項目，就算看著他們過去的照片或高掛的獎牌，很難想像他們曾經是叱吒賽場上的頂尖選手。撇除身體傷病導致無法再從事高強度的運動，很有可能就是因為比賽奪牌對他們是一個外在的動機，並不一定真的有多麼享受自己所從事的運動，所以一旦卸下選手的身分，既然讓他們持續運動的理由不存在了，身體的狀況自然而然就會下滑。事實上，退役運動員在上了年紀後得到心血管疾病的比例並不比一般人來得低。

當然，內在與外在動機並非絕對一分為二，像是廣告中的老先生，最初動機是為了要看到外孫女的笑容，這對他來說是種獎勵，因此算是一個外在動機；但是這個獎勵對他來說，不單純只是物質上的，還屬於情感層面，並且意義非凡，讓這個動機強大到足以幫助他面對艱難的挑戰，這又算是內在動機的成分了。我認為在最初尋找動機時從一些外在的目標著手其實無可厚非，這會讓我們具有方向感與使命感，但是與此同時，它也必須對我們的心靈層面產生影響，不但符合我們的價值觀，而且可以達到自我實現與自我滿足。那麼，這就是很好的動機了。

談到運動，你心目中第一個浮現的人、事、物是什麼呢？為什麼你會想到他們呢？如果你透過運動成功改善了健康與體能的話，會有什麼不一樣嗎？我想邀請你好好地思考一下，這對於你、你所關心的人，與所有關心你的人都非常重要！

05 心率與健康

當我們建立好正確的心態,下定決心開始運動預防老化、改善身體健康,可是到底要做什麼運動才好呢?我們聽到有人大聲疾呼肌力訓練的重要性,也有看到研究顯示最大攝氧量(VO2 max)的高低與預測人類壽命長短有著不容忽視的關聯。當然,我們還看到有瑜伽大師長壽又健康(看看我們的美鳳姐,就是以練習瑜伽為主來維持身材),而藍色寶地的居民們也沒有從事特定的運動。所以,只要維持長時間的運動習慣,哪一種形式都是有幫助的,爭論哪一種比較好都是個假議題。

如同上一章提到,美國運動醫學會與美國心臟協會發表了針對成年人的運動建議,每週需要150分鐘的中等強度有氧運動與兩次全身性肌力訓練。在這個建議中有氧運動的方面並沒有明確要求每人每天一定要達到多少的運動量,如果以週為單位,只要總計完成150分鐘的有氧運動就已經達到了這個建議的標準(最高上限為300分鐘,超過並沒有額外的健康益處)。換言之,可以一天分多次運動,想到時就動一下,也就是「運動零食」

（Exercise Snacks）的概念。

然而，如果我以一般健身教練的角度來看，既有的固定思維就是有氧運動單次至少就必須要做個30分鐘，只做個10分鐘還不如不做，而且一定要滿頭大汗，最好結束之後可以將上衣擰出一地的水來！至於肌力訓練就是沒有付出就沒有收穫，每次訓練的目標就是必須激發出自己的極限，做到筋疲力盡為止，否則就是浪費時間！我們的出發點是秉持著專業本位的角度，認為要產生生理性的改變，就必須要有周詳的計畫、嚴格的要求、以及教練緊迫盯人般的提醒。

後來我發現就是如此冷冰冰且硬邦邦的運動原則，把很多有意願要運動的人推開了，因為他們覺得要在特定的時間到特定的地點，再接受特定強度的訓練是有困難的，而我們這些「專業教練」又不太會推薦健身房以外的運動形式，導致人們會覺得「原來運動的門檻這麼高，那還是算了吧。」

你每天有十來分鐘的時間嗎？

國家衛生研究院溫啟邦教授在其著作《新版運動指引》中指出：「只要每天運動15分鐘（每週約90分鐘），可減少14%的總死亡率、10%癌症死亡率，以及20%心血管疾病死亡率，同時還可以延長3年壽命；而每天運動30分鐘（每週約150分鐘），則可以進一步延長5年壽命。」這裡所說的運動，包含了健走、慢

跑、爬樓梯與其他休閒類型的活動。換算下來，一天24小時，總共1440分鐘，我們每天只要花1〜2％的時間運動一下，就已經對健康有具體的幫助了！因此，運動本身不難，而是我們自己把它想難了。

同時，2020年刊登在《英國運動醫學期刊》（*British Journal of Sports Medicine,* BJSM）的報告也指出即便每天久坐時間長達8小時以上，但是只要有進行11分鐘的中等強度運動，就可以有效降低過早的死亡率。由此可知，不管是15分鐘或11分鐘，只要動起來就有效！另外，2010年的研究也發現，如果一天坐式生活超過6小時，相較於只坐3小時的人，基於心臟病、糖尿病與肥胖相關原因而死亡的風險將增加14％。

所以先求有，再求好。

事實上，臺灣高齡族的運動習慣似乎比年輕人更好，在2012年國健署的一項統計中，受訪的4311位65歲以上的民眾中，有做到一週3次30分鐘，達到有點喘、會流汗運動強度的比率，男性占58.1％，而女性則占52.6％，平均為57.9％；而年輕人有規律運動的比例約為男性35.4％，女性32.4％。當然，65歲以上的人比例比較高的原因之一，是退休以後自己能夠支配的時間更多，會將更多時間投入運動相關的活動之中；另外則是他們已經明確感受到健康狀況退化，因此對運動的態度更加積極。

等到身體狀況下滑了才開始運動來得及嗎？當然來得及！只要有開始，任何時候都是好時機。那麼要怎麼開始呢？就是先從

一天11分鐘開始，這樣就已經足夠了！你可以在自己熟悉的環境之中，像是家裡、附近公園或運動場運動。如果你喜歡清晨運動，那麼可以頂著晨曦的陽光，用運動開啟嶄新的一天；如果你覺得晚上運動比較好，那麼也可以在晚餐之後趁機享受涼爽的夜空。找到你喜歡的模式、場所與時間，漸漸地將它規律化，讓運動成為生活的一部分。如果已經有了規律運動的運動習慣，進入57.9%的人之中呢？很棒，下一步就試著提高強度吧！

心率與壽命

根據研究，如果以人類平均壽命71歲算起，一生的心跳總次數大約為22.4億下，早跳完就早結束。原則上，在平時安靜心率愈低，心臟的使用年限就會愈長，有研究指出如果以安靜心率49下／分鐘作為基準，安靜心率每增加10下，壽命便會減少2年。有些高齡族因為心臟病與高血壓等疾病的生理因素，以及長年抑鬱與焦慮的心理因素，導致安靜心率有可能一直居高不下，這會讓身體長期處於慢性發炎的狀態，同時發生心悸或是心律不整，嚴重的話會導致中風與心臟病發作。也因為這樣，才會有人提出「人類應該要學習烏龜」這個論點，避免讓心臟跳得太快，長時間保持靜臥以達到延年益壽的目的。

但是，事實卻不盡如此。

當我們在從事強度較高的運動時會促使心跳加速，只要控制得宜，這對心肺系統絕對是有好處的。長期進行規律的高強度運動，會強化心肌收縮能力、擴大心室空腔並增加動脈血管的彈性，最終會讓安靜心率明顯下降，例如：奧運級馬拉松選手平均的安靜心率都在40以下（當然過低的心率會有其他的問題），這也是運動可以達到長壽的真正原因之一。

但是，我們在日常生活中也會發現，很多沒有運動習慣的高齡族安靜心率同樣只有40、50下，這不代表他們的心臟機能很強，而是老化的過程中，心臟肌肉的力量開始下降、心室射血功能低落、迷走神經功能紊亂，以及兒茶酚胺類賀爾蒙分泌不足所導致。同時，假如患有慢性疾病（與藥物的副作用）也會造成安靜心率過慢。如果是虛弱型的心臟跳動速度不足，會產生暈眩、無力、疲勞等不適，嚴重的話甚至有可會猝死。

那麼，正常的安靜心率應該維持在多少之間呢？一般來說，應該介於每分鐘60～100下之間（但是超過90下就是正常偏高），在靜臥狀態時安靜心率過高，絕對是一個心血管疾病的直接指標，但是安靜心率過慢需要評估個人的整體生活狀況，正如前述，如果有長年持續高強度的運動習慣，那麼安靜心率有可能降到50以下，代表心臟功能非常優異；不然就有可能是身體健康出現狀況，需要特別注意。

什麼時候測量安靜心率最準確呢？在早上清醒後，採取靜臥的姿勢，如果手上戴有心率錶之類的設備，啟動相關功能會自動

幫你計算；如果沒有的話，可以自行做脈搏測量，按壓腕動脈的位置15秒，把數到的次數乘以4，就是你的安靜心率了。假設在起床的時候不方便測，那麼只要在打算測量之前休息10分鐘，並確保此前沒有攝取任何刺激性食物，也可以使用相同的方式測量。現在一般都會建議高齡族居家準備一台簡易的電子血壓器，不僅可以測量心率，同時還可以得到當下的血壓數值，一舉兩得。一般會建議男性過了45歲、女性過了55歲以後，每週至少都要測量一次心率與血壓，而過了65歲以後，則需要養成每天測量的習慣。

那麼運動時的心率標準呢？美國心臟協會提供了一個建議參考表格（表1-3）。如果你是50歲，運動時的心率大約維持在最大心率50～85％的強度，也就是每分鐘85～145下之間，在一開始只要維持在85下左右即可，之後再慢慢提高；而強度最高不能超過最大心率的170下，如果發現自己的心率接近這個數字，就必須降低運動強度，以免發生危險。

然而，在運動時不斷檢查心率，對於高齡族來說是一件不太容易的事，畢竟我們都要使用心率錶或是運動手環之類的數位設備才方便讀取心跳的數字。同時，很多人反而會被數字所制約，以為一定要到達多少下，或是一定不能低於多少下才會有效，使得運動變得很有壓力。因此，建議可以使用運動自覺量表（Rating of Perceived Exertion, RPE，表1-4）來評估：

表 1-3　運動心率標準

年齡	目標心率範圍（Target HR Zone），達到 50～85% 最大心率的強度	依年齡預測的最大心率（Age-predicted maximum Heart Rate）
歲	每分鐘心跳次數（bpm）	
20	100～170 bpm	200
30	95～162 bpm	190
35	93～157 bpm	185
40	90～153 bpm	180
45	88～149 bpm	175
50	85～145 bpm	170
55	83～140 bpm	165
60	80～136 bpm	160
65	78～132 bpm	155
70	75～128 bpm	150

（資料來源：美國心臟協會）

表 1-4　運動自覺量表

等級	身體感受
1	沒有感覺
2	極度輕鬆
3	非常輕鬆
4	輕鬆
5	感覺適度
6	開始感覺吃力
7	吃力
8	很吃力
9	極度吃力
10	不行再繼續了

用比較直接主觀的例子形容的話，等級1就等於是靜臥在床上，等級2差不多就是平時散步程度，數字愈大代表運動強度愈強。剛開始運動時，可以將強度維持在等級5，也就是差不多出個五分力，感覺運動程度適中，覺得自己進步了之後，再慢慢往上提升強度。由於很多時候心率的表現不一定跟自己當下的體感是一致的，與其死守著心跳，還不如以自我在運動時的感受為

主。總而言之，心率是一個客觀的數值，而自我感覺則是主觀的，如果兩者發生了衝突，必須以自己的感受為優先。

當然，心率絕對不是健康與長壽唯一的指標，但卻是一個隨時可以關注到的身體訊號。透過運動強化心血管系統的機能，可以穩定安靜心率，保持在最理想的狀態。不要害怕高強度運動，只要控制得宜，對於整體健康絕對有更加正面積極的幫助！

因此我們可以按照自己的節奏慢慢地嘗試，像是間歇式的有氧運動，或是負荷大一點的肌力訓練都是不錯的選擇。如果對於自己的狀況或是運動的方式有任何的不確定，可以先諮詢醫療人員或者是專業的教練，同時更重要的是，仔細地傾聽自己身體的聲音並量力而為。當然，呼吸與冥想訓練、充足的睡眠、保持心情的愉悅等，都有利於我們將安靜心跳維持在一個最理想的範圍之內。

06 肌肉纖維與健康

我們都了解現代人要維持健康，肌肉是非常重要的要件之一，目前很多慢性疾病與過早死亡風險都與肌肉量不足有關，也因此現在專家大都會大聲疾呼肌力訓練的重要性。除此之外，從前面關於骨質疏鬆、肌少症、粒線體老化，以及運動相關的話題，再再告訴我們，進行肌力訓練不是舉重或是健美選手的專利，可是如果要訓練肌肉，強度到底要多大才算有效呢？有些健身教練會主張愈重愈好，但是我們的目的並非要去比賽與競技，舉起一兩百公斤真的有幫助嗎？同時，我們也看到有專家主張，過大的外來負荷反而會產生反效果，選擇適當的重量就即可。

要釐清這些問題，我們需要先了解肌肉的構造。

在人體內，肌肉纖維根據其結構和功能主要分為紅肌纖維（又稱慢肌纖維，slow-twitch fibers）和白肌纖維（又稱快肌纖維，fast-twitch fibers），各自在能量代謝、運動表現及健康老化方面扮演著不同的角色，對於人類的壽命更有著不同的影響。我們身上每塊肌肉裡同時都會有紅肌與白肌纖維，只是比例有所不

同。接下來，我們會介紹人體內紅肌纖維與白肌纖維對於健康和壽命的影響，並探討如何通過針對性訓練來最大化兩者的健康效益。

圖 1-3　紅肌纖維與白肌纖維示意圖

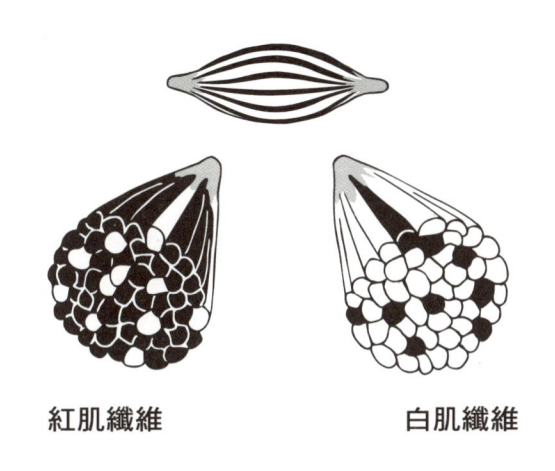

紅肌纖維　　　　　白肌纖維

紅肌纖維（慢肌纖維）

1 基本特性：紅肌纖維富含微血管、粒線體和肌紅蛋白，因此在顯微鏡觀察下會呈現紅色。紅肌纖維能夠長時間維持中低強度的運動，例如：步行、慢跑或游泳；這類的肌肉也負責支撐與連結身體，軀幹與核心的肌肉都屬於紅肌；同時人類下肢肌肉中，紅肌的比例也較多，有利於我們進行長時間與長距離的活動。這種纖維中含有大量粒線體，透過氧化的方式代謝脂肪與醣

類產生能量，能夠持續產生較小但穩定的力量，並具有很強的抗疲勞能力，因此才會主要負責人體耐力性質的活動。

2 心血管健康：紅肌纖維對於心血管健康的促進作用是有益於人類健康長壽的重要因素之一。定期進行有氧耐力運動（如慢跑、游泳等）能夠增強紅肌纖維的功能和粒線體的數量，有助於穩定血壓、減少動脈硬化，並提高血管的彈性，大幅減少心臟病和中風等主要高齡族死亡原因的風險。同時，經常進行有氧運動的人在體能與活力方面的表現相對更好，平均壽命也更長。

3 代謝健康：紅肌纖維在降低代謝類型的疾病方面同樣有非常大的幫助。由於這類型肌肉纖維的特性是大量利用葡萄糖和脂肪酸進行有氧代謝，因此有助於降低體內的血糖與血脂。隨著年齡增長，胰島素的敏感性與脂肪分解能力都會隨之下降，長期下來會慢慢導致糖尿病、高血脂與代謝綜合症等疾病。

耐力型運動可以增加粒線體工作效能，降低罹患第二型糖尿病與高血脂的機率。除此之外，紅肌纖維的活化對於維持理想體重和減少肥胖相關疾病的風險也有著不容忽視的效果。遠離這些代謝類型的疾病不但可以維持心血管系統的健康，更可以降低過早死亡的風險。

4 抗衰老機制：前面提過，粒線體功能的衰退是導致人類老化的重要原因之一，而紅肌纖維內富含大量的粒線體，透過有氧與耐力運動能夠刺激紅肌纖維，使其中粒線體的體積增大、數量增多，進一步增強粒線體的活性和功能，同時減少自由基的攻擊

和細胞的傷害。

5 紅肌纖維的訓練：除了有氧運動以外，肌力訓練動作如果每1組可以完成15下以上，就是訓練在紅肌了。同時因為身體核心周圍的深層肌肉都是以紅肌為主，因此主要也會以耐力（或是維持等長收縮）的訓練方式來強化軀幹的肌肉。

白肌纖維（快肌纖維）

1 基本特性：白肌纖維的特色在於執行進行高強度、短時間的無氧運動，如舉重、短跑和跳躍。這種纖維依賴無氧糖酵解與磷酸肌酸的代謝快速產生能量，能夠在短時間內產生非常大的輸出功率，但也容易疲勞。白肌纖維的尺寸通常比紅肌纖維更粗大，可是微血管的密度較低，在顯微鏡觀察下的顏色較淺，呈現接近白色的樣貌，因此得名。

2 肌肉力量和運動能力：肌肉量和肌力的下降是高齡族健康狀況變差的重要因素之一。白肌纖維在人類老化過程中減少的速度比紅肌更快，其流失會增加跌倒的風險並引發其他問題，降低高齡族自我照顧的能力，增加日常活動的困難度，連帶影響心理方面的健康。

儘管目前的研究並沒有確切證實增強白肌纖維的功能與延長人類壽命之間的關係，然而透過維持和強化白肌纖維，可以加強肌肉力量與平衡能力，減少因跌倒或運動障礙所導致的健康問

題，讓高齡族得以鞏固身體機能、功能獨立性與生活品質，達到健康老化並增進潛在的壽命。

3 代謝健康：雖然白肌纖維主要負責需要爆發力與力量的運動，但對於代謝健康也有一定貢獻。近年來，專家發現大重量肌力訓練與高強度間歇訓練（High Intensity Interval Training, HIIT）等運動可以有效刺激白肌纖維，促進肌肉對葡萄糖的攝取和代謝，有助於調節血糖和提高胰島素敏感性，因此在臨床上有愈來愈多高強度訓練成功影響老年人慢性病的案例（前提是必須在專業運動醫學人員的監督之下進行）。而提升白肌纖維也可以增進人體每日的基礎代謝。

4 白肌纖維的訓練：白肌纖維的收縮閾值較大，因此在肌力訓練時需要較大的重量，1組大約只能完成6下（或是更少）的負荷就主要是在訓練白肌。另一方面，速度快的動作也可以促使身體徵召（recruitment）白肌，因此運用爆發力的增強性訓練同樣有效。

紅肌纖維和白肌纖維雖然在結構和性質上有顯著差異，但在促進健康和長壽方面具有互補作用。紅肌纖維有助於增進心血管和代謝健康、啟動抗衰老機制，同時幫助維持身體姿勢，減輕下背的負擔；而白肌纖維對於改善和增強肌肉力量、提升運動能力，以及維持生活品質起到重要的作用。兩種類型的肌肉纖維在健康長壽方面的綜合影響，展現出一種平衡與交互效應。結合耐

力訓練（增強紅肌纖維）和肌力訓練（增強白肌纖維）的綜合運動計畫是最能促進健康老化和延長壽命的方法，不僅有助於提高心血管和代謝健康，還能保持和增強肌肉量和肌肉力量，進而在多個層面支持健康老化。

鍛鍊肌肉的正確觀念

近年來，聽到很多健身專業人士積極倡導肌力訓練對於高齡族的效益與重要性，這是一件很令人高興的事，因為談論推薦給年長者的運動，已經從過去的體操、甩手或是太極拳，擴展到負重訓練了。但是我覺得比較可惜的是，似乎對於有氧耐力運動的強調就相對少一點。這是因為很多教練認為讓已經有肌少症的高齡族再去跑步，不但會加速肌肉流失，同時會對於膝關節造成傷害，可是放任紅肌纖維的減少也會造成我們剛才提到的許多健康問題，因此重點在於選擇適當的有氧運動！假如是患有肌少症、行動力較差的高齡族，散步就是很理想的有氧運動，等到一步一步提升肌肉量，就可以嘗試看看其他強度更高的運動。

另一種觀點是既然老化的過程中會大量流失白肌纖維，應該把所有的重點放在強化這類型的肌肉才對。事實上，即便高齡族體內保留的紅肌比例比較高，但並不代表這些肌肉是健康、發達或代謝旺盛的。相反地，這些肌肉在退化的過程中已經喪失了原有的功能，所以有必要加強訓練恢復紅肌纖維的能力。同時，這

類的肌肉也與心肺適能有直接的關聯，所以有氧與耐力訓練不只是強化肌肉本身，還可以促進身體循環系統的運作。此外，如果一個人的肌肉力量非常不足，做一些初階的訓練動作（如推牆或是跪姿的伏地挺身）就已經會刺激到白肌纖維了。

因此，我認為對於高齡族來說，有氧運動與肌力訓練不應該分先後。如果你願意從有氧運動開始，那麼走路、健行或騎腳踏車都是很理想的選擇；如果你想要以改善肌力為優先，可以循序漸進開始做一些抗阻類的運動（在後面實戰篇的章節，就會提供相關的動作）。唯有通過這兩種訓練方法的結合，才可以實現全方位的健康效益，達到健康長壽的目標。當然，適當的訓練還必須搭配充足的營養與優質的睡眠，才能有效減緩老化過程，維持正常的身體功能。

07 如何選擇合適的訓練

　　透過前面的章節，我們了解高齡族常見的骨質疏鬆、肌少症、粒線體老化和跌倒等健康問題，以及運動如何減緩和改善這些症狀，增進我們身體的支撐、心肺血管和代謝等機能，以達到健康老化的目標。吸收完這些知識之後，下一步便是最重要的一步──開始運動。可是，這麼多運動建議，像是醫學研究說每天只要花11～15分鐘運動就可以降低死亡率，又看到肌力訓練、心肺訓練和平衡訓練對於身體健康的幫助，我們該如何選擇和安排呢？

依照自身程度安排合適的運動

　　首先，每天運動11分鐘或15分鐘的建議，主要是針對過去完全沒有運動經驗或體力特別衰弱的人（不只是高齡族，也包含其他的族群）。由於是從零到有，這中間所產生的運動紅利特別多，因此不管是肌力運練，還是有氧、平衡及協調性訓練，只要

先挑其中一種開始就可以了，不需要想得太複雜。而我們之所以會建議首選走路／散步的原因，在於它是一個最生活化與熟悉的動作，如果需要出門買個東西，多繞個一條街回家就已經達到運動的效果。但是，我們的身體會根據外在環境變化而快速調整生理狀態，一旦身體習慣了初始的運動量與運動強度之後，進步就會停止，所以到了這個階段，如果我們想繼續追求健康狀態的提升，勢必需要增加運動的內容和強度。

心肺訓練

　　心肺訓練方面，可以參考美國運動醫學會與美國心臟協會的成年人運動建議，每週進行中等強度有氧運動150分鐘，或是高強度運動75分鐘，也可以將兩者混合搭配。轉換成直觀的運動自覺量表來說明的話，中等強度大概是等級3到4的程度，一邊運動時不會太喘，可以與人交談聊天，原則上持續個三五分鐘後會微微流汗，但是不會感到過度疲勞；而高等強度約在等級5到6的階段，運動時的呼吸明顯比較快，每次說話僅能講出幾個字，沒辦法流暢對答，有感受到挑戰性但並不會到自己完全沒辦法負荷的強度。一般像是健走或是快走就接近這個標準，所以這個「高」強度只是字面上看起來嚇人，讓很多人以為達到高強度間歇訓練的水準，其實完全不需要想得這麼困難。

　　只要適合自己，任何形式的有氧運動都可以，當然對於某些

平衡感比較不好的高齡族而言，騎自行車也許會有些危險，除非可以找到健身房那類固定式自行車；游泳也是不錯的選擇；運動中心或是社區固定舉辦的高齡族團體運動同樣包含在內；甚至可以每天做不同形式的有氧運動，不但不會無聊，還能避免關節因為過度反覆進行單一動作而產生慢性磨損。

再次強調，訓練心肺的運動不單單只是為了燃燒脂肪、降低體重，從增強心臟機能、強化血管彈性到控制慢性病和抑制三高都有卓越的效果。同時，有氧運動有助於抑制細胞（端粒）的老化，增加海馬迴體積，促進記憶並提升認知，對於大腦健康也有很大的幫助。更不用說有氧運動可以促使大量的血清素分泌，提升正面的情緒，所以對任何人來說，有氧運動絕對是很有價值的，而在高齡族的運動計畫中更是不可或缺！

肌力訓練

成年人每週至少要進行兩天全身性的肌力訓練，這兩天需要有間隔，才能讓身體有時間休息。訓練時以全身的大肌肉群為主，每個肌肉群進行1～3組訓練。如果目標是提升力量與肌肉量，每1組要完成8～10下，如果是肌耐力則是15～20下。需要注意的是每組動作並不用達到完全力竭的程度，有感覺肌肉出現明顯疲勞或有乳酸堆積的灼熱感就可以休息了。舉例來說，如果我有1組動作做到12或13下就會力竭，那麼理想的目標就會設

定在10下，這叫做「保留次數」，對於動作的控制和品質更有幫助，同時也會大大降低訓練過程中的不適。

同時，我也想澄清一個觀念：「肌力訓練」只是一個統稱，只要是讓肌肉對抗負荷而收縮的運動都包含在內，不要看到這四個字就只聯想到健力或舉重選手所使用的重量，對抗自身體重就已經算是肌力訓練了！

相較之下，我認為過去使用的名詞「重量訓練」對於初學者友善直觀多了，使用裝水的寶特瓶是重量，提升自己最大肌力用的啞鈴也是重量，只不過是各自使用的重量上有所差別。但是一般人一看到「肌力」兩個字，腦海中馬上浮現的就是大力士，本能地就會產生抗拒。所以我必須要澄清，只要可以提升基礎力量的訓練，都可以被稱為「肌力訓練」！如果沒有任何的經驗，一開始就算在家裡同樣可以進行肌力訓練，當然居家環境中的設備和空間有限，有機會去健身房會更好，但那都是習慣運動之後的事情了。

平衡訓練

雖然肌力訓練可以降低跌倒的風險，但是要對抗外界對於自體中心維持的干擾，還需要有一定的平衡能力，而這關係到大腦前庭系統的運作效能，因此有必要單獨做強化。平衡訓練可以提升反應時間和空間感知能力，改善高齡族步態不良的問題，同時

當他們感覺自己的平衡能力提升後,便能減低跌倒的焦慮、提升自信心,在穩定情緒方面產生積極的影響。

均衡運動的重要性

我記得在2024年參加過一個關於高齡族肌力訓練的線上工作坊,主講者是美國功能性高齡訓練機構(Functional Aging Institute, FAI)的寇迪・希普博士(Cody Sipe),提到一個相當令人印象深刻的觀念。他認為推廣肌力訓練對於中高齡族群而言是一件刻不容緩的事情,相當樂見不只在美國,世界各地的國家都已經帶動起中高齡肌力訓練的風氣,但是根據他的觀察,其中卻有很大的誤解。

他舉例在網路上有很多短影片,分享健身房中七八十歲以上的高齡族有能力深蹲硬舉一百多公斤,非常令人驚艷,大家也都會瘋狂轉發這些影片,可是都忽略到了一個重點──這些高齡族中,有一部分人走到槓鈴架前的腳步有點蹣跚,並沒有想像中俐落,可是理論上來說,如果他們的肌力這麼驚人,那麼走路的步態也會很自然才對?撇開過去有中風病史的因素,原因可能就出在於有很多教練帶領高齡族進行肌力訓練時,光練這幾個固定肌力訓練動作,導致他們的運動能力就只在特定動作中展現出來,其他方面的身體素質卻沒有同步跟上。也許是為了個人的炫耀,或者是教練的專業素養不足,但是無論如何,他們訓練的廣度都

被局限了。

　　所以不管是基本的有氧運動,或是肌力訓練、心肺訓練和平衡訓練都同等重要,我們可以依照自己的狀況與步調一步一步來充實身體的能力與健康!

Part

2

實戰篇

了解運動的正確觀念與知識後,便要進入實戰演練的環節,一路從初級、中級到高級篇,揭曉如何在家鍛鍊出機能滿點的身體,讓你輕鬆面對老後生活的各項挑戰!

08 居家訓練的優點

對於準備要開始運動的高齡族來說，想到要進行體能訓練就會有一些緊張了，如果一開始就推薦他們前往健身房，大多數人都還是有不少顧慮。畢竟除非已經非常熟悉健身場館的環境，或是參加比較小型的工作室，否則大型連鎖健身中心的設計，包含室內裝潢、器材擺設和背景音樂都是針對年輕族群打造，更何況又是在一個陌生的地方，面對人山人海的會員、動次打次的音樂，短時間很難融入，很容易會產生「自己是否應該出現在這種地方」的尷尬。因此，我堅持認為高齡族先從居家訓練起步是最理想的，因為有以下幾個好處：

1 便利性：對於高齡族來說，外出到健身房可能需要克服諸多挑戰，如交通、天氣或行動不便等。居家訓練可以大幅減少這些問題，也不會因為擔心交通堵塞或惡劣天氣而徒增心理上的壓力，只需要在家中找到合適的空間即可開始鍛鍊。這種便利性可以促使高齡族更容易形成規律的運動習慣，不受外部因素干擾，

達到更長久的運動效果。

2 安全性與風險管理：正因為居家訓練是在自身熟悉且可以控制的環境中進行，對於行動不便或容易跌倒的高齡族尤其重要。在健身房中，由於地板材質、器械的擁擠度，以及人群的活動，可能增加許多潛在的風險，如果又沒有教練陪同，反而容易發生更多的問題。而居家訓練可以根據個人需要設置合適的空間，避免碰撞、滑倒等意外，家人或照護者也可以隨時在旁邊協助，增加安全感。

3 自在度：在家中運動不必在意他人眼光，衣著以舒適即可，不需要刻意正裝，而且可以就近取得自己習慣的飲料（如開水或茶）、毛巾和廁所等。另外，在家中覺得累了，想休息就休息，隔一段時間再繼續，不像去健身房有時間上的壓力，每次都必須要將當日的課表完成才算結束。這種自在放鬆的心情對於運動經驗較少的高齡族尤為重要。

4 個人訓練計畫：每位高齡族的健康狀況、體能水準和運動目標都不同，居家訓練可以更靈活地因應這些需求。相比於健身房中可能受限的團體課程或固定器械，居家訓練允許高齡族根據自身需要選擇訓練方式，無論是柔軟度訓練、肌力訓練、平衡訓練還是心肺功能訓練，都可以根據當前的身體狀態進行調整，例如：選擇使用徒手、寶特瓶或是小彈力帶進行簡單的肌力訓練，或是透過瑜伽和伸展運動來提升柔軟度，這些都可以在居家環境中輕鬆實現。

5 經濟實惠：對於許多高齡族來說，固定的收入或預算限制使得健身房會員費可能成為一項負擔，如果需要購買私人教練課程又是另外一項支出，不見得每個人都負擔得起。有些團體課程的價格相對較低，但是也會面臨高齡族懷疑自己是否可以跟得上？以及自己是否會喜歡課程？而居家訓練則不需要支付這些費用，只需一些基本且經濟實惠的設備，如瑜伽墊、彈力帶，甚至是寶特瓶與書包，便可以進行多種運動。這不僅減少了長期的財務壓力，也消除了因設備不足而需要購買昂貴器材，或是加入商業環境的顧慮。

6 靈活的時間安排：健身房的課程或是教練的預約通常會有固定的時間，而高齡族的日常作息可能受到家庭和健康狀況等多方面的影響，難以每次都以同樣的時間參加訓練，像我自己就遇到有些年紀大的會員常常會因為季節變換、血壓突然不穩定或是睡眠品質不佳而產生不適，被迫需要取消訓練課程。居家訓練讓高齡族可以根據自身的作息和精力狀況靈活安排運動時間，避免過度勞累或因外出而打亂日常生活節奏。這種時間上的自由度有助於保持訓練的連續性，並提高他們對於運動的掌控度。

7 降低感染風險：對於免疫系統較弱的高齡族來說，公共場所是病菌傳播的溫床，尤其是在傳染病流行期間，避免前往人流密集的健身房有助於降低感染風險。你永遠不確定隔壁運動的人是不是患有感冒？也不能保證健身場館冷氣通風口的濾網是否都有按時清潔或更換？這種狀況或許對於年輕人的影響不大，但是

以高齡族的角度而言則是一個不能不思考到的面向。在家中進行訓練就可以盡量免除這樣的風險。

8 社交壓力較低：即使我們知道社會支持對於高齡族非常重要，可以提升他們的身心健康。然而，許多完全沒有運動經驗的高齡族在參加健身房活動時，可能感受到來自他人或環境的壓力，特別是當周圍充滿體能較強的同年齡人時，這種壓力會導致他們放棄或減少運動次數。居家訓練則完全消除了這類社交壓力，讓高齡族能夠專注在自己的進步上，無需比較或競爭。等到他們準備好了，再試著在運動方面發展自己的社交觸角。

如果覺得需要專業教練的指導，現在除了到府服務的健身教練，也可以藉由線上課程或視訊指導來實現，這樣即便是在家中，也能獲得專業人士的輔助，提升訓練效果。如此一來，家人或照護者可以更方便地參與其中，進行陪伴和監督，在提升訓練的持續性和安全性的同時，也能夠增進家庭的互動。

接下來，我們將分成初級、中級、高級篇，介紹一系列高齡族可以在家自我嘗試的訓練動作，循序漸進讓身體動起來！

09 居家訓練初級篇

呼吸訓練

近幾年，呼吸訓練慢慢受到重視，開始意識到正確的呼吸模式對於健康和日常生活有著深遠的影響，更不要說也是所有運動訓練的基礎。有別於過去進入健身房就直接拿起啞鈴狂舉，現在健身專業人員會先觀察會員的呼吸狀態，如果出現障礙就需要優先排除，希望會員在開始運動前知道正確的呼吸方式。所以我們首先就要來關注一下自己呼吸的方式。

有些人可能會覺得：「呼吸這件事說來簡單，誰不會？」但是對於現代人來說，隨著年齡增長、壓力增大或某些健康問題，我們的呼吸模式漸漸會變得淺而快，同時呼吸部位會從原本的胸腹慢慢轉移到肩頸，這種結果不僅會減少氧氣的攝入和二氧化碳的排出，同時導致腰痠背痛。呼吸訓練可以幫助我們恢復深層且有意識的呼吸方式，增強肺活量、改善呼吸效率並促進全身細胞

獲得更多的氧氣供應。同時良好的呼吸模式有助於維持心血管健康、降低血壓、增強免疫系統功能，更好地管理體內的酸鹼平衡，這對於維持健康的身體環境非常重要。

此外，我們在現今的生活與環境中，每天多多少少都會面臨一些挑戰，這些壓力和焦慮常常會引起呼吸速率上升和心率加快，屬於「戰鬥或逃跑」的壓力反應。透過呼吸訓練，特別是深層呼吸，可以幫助啟動副交感神經系統，促進身體放鬆、降低心跳和血壓，進一步有效減少壓力和焦慮，大大幫助我們提升心理健康，這也是為什麼瑜伽與冥想一直很受現代人歡迎的原因。

呼吸訓練除了改善呼吸功能，還可以增強核心肌群的力量和穩定性。我們軀幹深淺層所有與呼吸相關的肌肉群都透過筋膜相互連接，如果可以建立正確的呼吸模式（如腹式呼吸）有助於誘發橫膈膜、腹橫肌和其他核心肌群，增強身體的平衡和姿勢控制。

在一些案例中，僅靠誘發正確的呼吸模式就可以顯著減少下背部疼痛。另一方面，如果要做任何的核心訓練，先決條件都是要先學會有效率的呼吸，一旦當我們能夠有效控制呼吸時，就可以更好地掌握身體，管理運動過程中的體能消耗和氧氣供應，並增強耐力和肌力。

對於某些慢性病患者（如慢性阻塞性肺病、哮喘、心臟病等）來說，呼吸訓練也是必要的，因為這些患者通常有呼吸困難或效率低下的問題。透過專門的呼吸訓練，可以改善他們的呼吸

模式，減少症狀發作的頻率和嚴重程度，而有發生生理上的不適時，有技巧的呼吸也可以紓緩症狀、減低痛苦。另外，呼吸訓練能幫助放鬆身體和大腦，對於有睡眠障礙患者來說，透過呼吸可以平穩腦波，促進更深層的放鬆，同時改善睡眠品質，讓人更快入睡並保持更深的睡眠狀態。

呼吸訓練不僅對於提升呼吸功能和促進身體健康有著重要作用，還能顯著改善心理健康和情緒穩定性，無論是作為日常生活中的一部分，還是針對特定健康問題的管理，都是一種簡單、有效且必須的手段。

不過很多人活了一輩子，都沒有真正觀察過自己是怎麼呼吸，也許只有在激烈運動後會感覺到自己很喘，但是重點在於整體的呼吸模式。而對於高齡族而言，相對於舉起重量或是長距離行走，練呼吸不但更為溫和，也容易讓他們接受，「就像是練氣功」。對，沒錯！其實呼吸訓練與氣功的原理都是一樣的，在於誘發深層的呼吸、放鬆表層的肌肉，只不過氣功會有更多意念的導引，所以每次的訓練要花費比較長的時間，相對來說呼吸只要掌握著正確的方式，每次簡短兩三分鐘即可，不論早晚都可以找機會練習，便利性較高。

正確的呼吸模式

橫隔膜是呼吸過程中的主要呼吸肌，對於呼吸至關重要，位

於胸腔和腹腔之間，是一塊很薄但強而有力的肌肉。在呼吸過程中，橫隔膜的作用如下：

圖 2-1　呼吸時橫膈膜作用示意圖

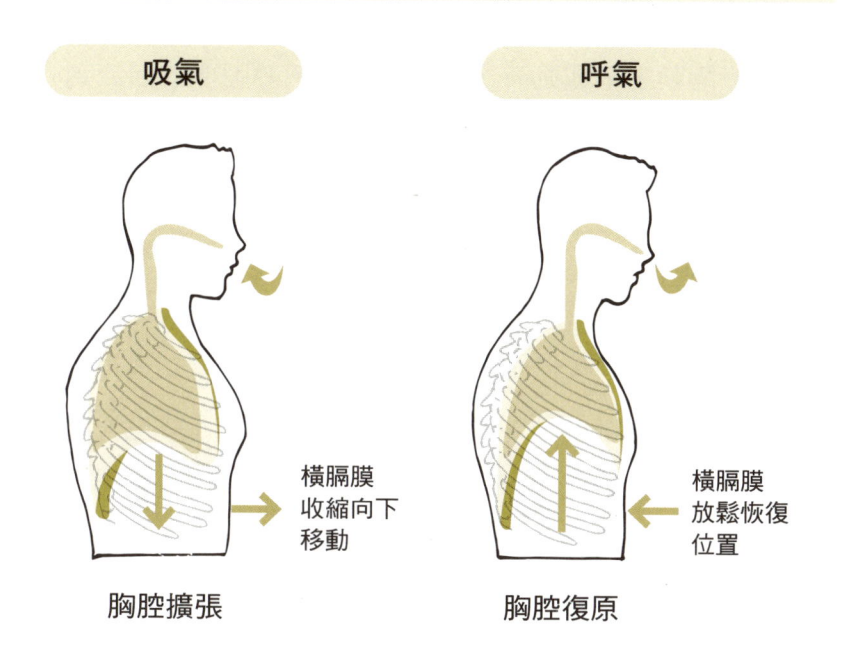

吸氣　　　　　　　　　　呼氣

橫膈膜收縮向下移動　　　橫膈膜放鬆恢復位置

胸腔擴張　　　　　　　　胸腔復原

1 吸氣：當我們吸氣時，橫隔膜會收縮並向下移動，使胸腔變大、肺部擴張，藉此降低肺內的氣壓，讓空氣從外界進入肺部。

2 呼氣：在呼氣過程中，橫隔膜放鬆並恢復到原來的拱形位置，胸腔的空間變小，肺部受到擠壓，肺內氣壓升高，空氣被排出體外。

3 **維持腹壓**：橫隔膜還有助於維持腹內壓力，這對於保持內臟器官的位置和維持脊椎穩定非常重要。它還在某些情況下，如咳嗽、打噴嚏或用力排便時幫助增加腹壓，協助這些動作的完成。

4 **改善血液循環**：橫隔膜的運動也有助於血液和淋巴液的循環。當橫隔膜上下運動時，會推動下肢的靜脈血液回流到心臟，並促進淋巴液的流動，協助維持體內液體的平衡。

檢測呼吸

由於現代人的生活步調緊張且壓力大，使得交感神經更加活躍，心率與血壓都維持在一個高點，同時呼吸速率也會提高。這種狀態會讓肩頸的肌肉取代橫隔膜，不斷上提肋骨來加速呼吸，結果導致人們在這種又短又急的呼吸狀態下會更加疲勞，一疲勞又會讓人更加緊張，緊張了之後又加倍疲勞，無限循環下去。同時橫隔膜無法下降，就會產生一連串下背痠痛的困擾。因此第一步，我們需要自我檢測一下目前的呼吸模式是否理想？

1 採仰臥姿勢，躺在地上或是床上都可以，以舒適為原則，但是不要選在材質太硬或是太軟的介面上，這樣不但會影響呼吸的呈現，還會帶來不適。雙腿屈膝90度，腳掌自然平放。
2 雙手虎口交叉，放在小腹上大約肚臍的位置。

❸ 自然地進行深呼吸，吸氣4～6秒，吐氣也維持4～6秒。
❹ 感覺自己在吸氣的時候，腹部是否有往上擴張，把手掌推起來？同時是否有聳肩（或是肩頸緊張）的動作出現？
❺ 如果無法自然將手掌往上推，或是肩頸起伏明顯大於腹部的話，就代表呼吸肌的功能不彰，需要花一些時間來練習。

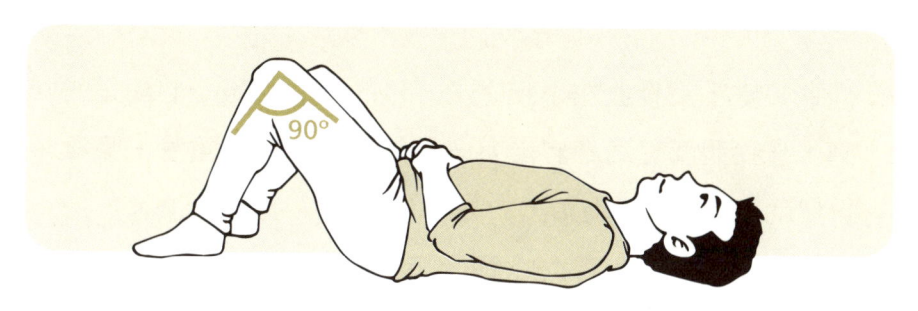

▲ 身體仰臥，雙手虎口交叉，放在小腹之上。

　　必須注意的是，對於部分剛接觸運動的人而言，躺到地面再爬起身的挑戰比較大，特別是有下半身關節傷害（下背、髖關節或是膝關節）以及疼痛的族群，就不一定要仰臥在地面，躺在床上也可以，但是請注意床墊不能太軟，需要可以支撐軀幹處在自然排列的狀態之下。同時，正在服用降血壓藥物的老年人也應該特別留意姿勢性低血壓，假如從仰臥的姿勢要起身，速度一定要放慢，使用階段性起身的方式（仰臥→坐姿→跪姿→站姿），以免出現血液回流不足的症狀。

Part 2　實戰篇　097

呼吸訓練（一）

　　仰臥腹式呼吸這個動作與檢測呼吸模式的姿勢一模一樣，因為人類在仰臥時最容易採取腹式呼吸（大家可以觀察人們在睡覺的時候，腹部都會有明顯的起伏），而且也是身體最放鬆舒適的狀態。

1. 仰臥後雙手交疊放在小腹之上，目的是給身體一個觸覺的回饋，當我們感覺到身體上有一個外來向下沉的重量，吸氣時自然就可以反向往上頂。
2. 深呼吸，維持吸吐各4～6秒的節奏，每一次吸氣只要吸到大約70%的量就足夠，不用完全吸到飽，不然沒幾次呼吸就會覺得很喘，吐氣也是一樣。
3. 每組5～10下的呼吸即可，重點是矯正肩頸呼吸的錯誤模式，讓橫隔膜能夠有效運作。
4. 剛開始的時候一次做2～3組就可以休息。等到掌握技巧之後，1組的長短就可以利用時間來計算，例如：先從1組呼吸1分鐘開始，慢慢遞增，但重點都在於要觀察呼吸過程中腹腔擴張的效率。
5. 更進階的話，可以在腹部加上一些重量，像是小罐裝著水的寶特瓶來增加一些阻力，藉此提升橫隔膜的肌力。沒錯，這麼做已經是肌力訓練了！下次聽到有人跟你說肌力訓練需要

舉槓鈴、啞鈴或大重量，請推薦這本書給他。

❻ 過程中需要注意是否過度強調腹部往上頂的動作，如此一來反而會導致骨盆不穩定。

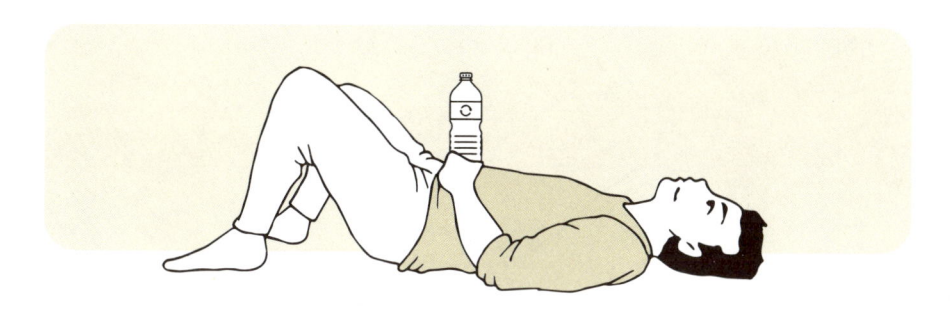

▲ 進階可以將裝著水的寶特瓶放在腹部來增加重量。

呼吸訓練（二）

在腹式呼吸的基礎上掌握了腹腔往上頂的訣竅之後，接下來要確認腹腔是否可以往左右兩側擴張，因為功能完整的腹腔應該要可以360度向外擴張。

❶ 採取與呼吸訓練（一）相同的仰臥姿勢，改成雙手虎口叉腰，放在身體兩側髖骨上方一點位置，並施加一點力量讓雙手往身體內側擠壓。

❷ 深呼吸，試著將氣吸到側腹部，將身體兩側的手掌向外推出。吸吐的節奏和組數與呼吸訓練（一）相同，每組5～10下，每

次重複2～3組。

❸ 通常腹腔在吸氣時向上頂比較容易，往左右兩邊擴張相對不容易抓到感覺，所以每次練習的目的是讓引導身體吸氣進入深層的腹部，慢慢地建立過往不熟悉（或說身體已經忘記）的呼吸模式。

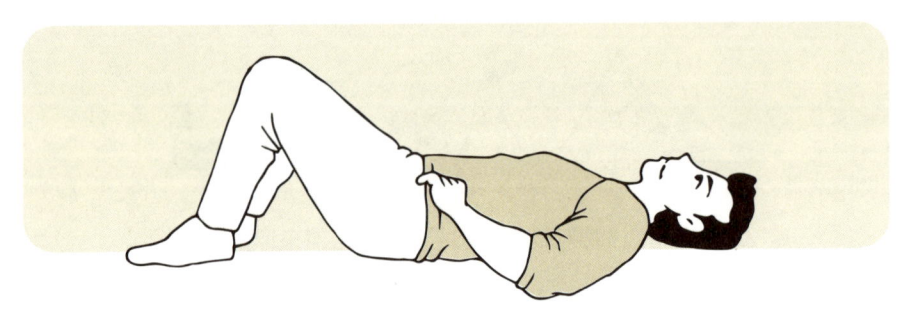

▲仰臥後雙手虎口叉腰，稍微出力往身體內側推。

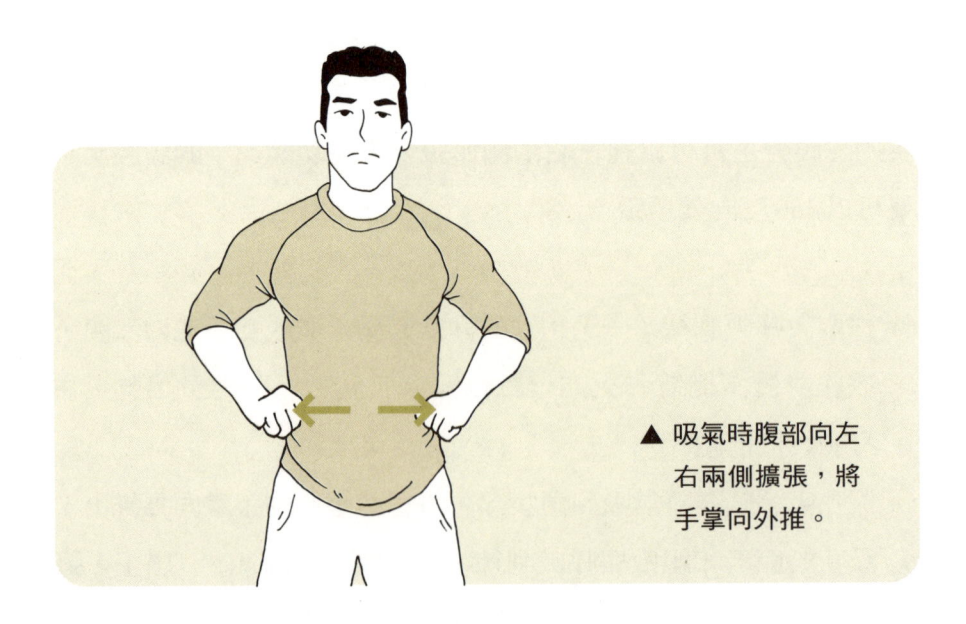

▲ 吸氣時腹部向左右兩側擴張，將手掌向外推。

呼吸練習（三）

當仰臥腹式呼吸抓到要領了以後，下一步就需要坐起來訓練。畢竟人類是雙足直立行走的動物，我們仰臥訓練的所有結果，都是為了直立生活而服務。雖然在前面呼吸訓練（一）（二）的基礎練習時，焦點放在腹式呼吸，但是真正完整的呼吸是胸腔與腹腔1：1的延展，因此讓橫隔膜可以正常收縮之後，下一步就是啟動肋骨周圍的呼吸肌肉。

❶ 坐在椅子之上，上半身保持中立的位置。椅子的高度不能太高，否則容易造成骨盆往後轉動而造成駝背，最理想的高度是讓膝蓋的位置等於或是略低於髖關節；也不建議盤腿坐，因為高齡族多少都會有關節退化與活動度受限的問題，如果盤腿反而會導致血液循環不良或是疼痛。

❷ 接著一隻手放在胸前，一隻手放在腹部，開始深呼吸，感受胸腔與腹腔是否同時擴張？有沒有時間差異？有沒有程度的區別？試著調節呼吸讓兩者的節律可以維持一致。

❸ 等到可以控制正面擴展以後，再往側面擴張訓練。此時改將雙手叉腰，與呼吸練習（二）一樣，在吸氣時讓腹腔可以將兩邊手掌虎口向外推。

❹ 吸吐的節奏與組數都與呼吸訓練（一）相同，每組5～10下，每次重複2～3組。

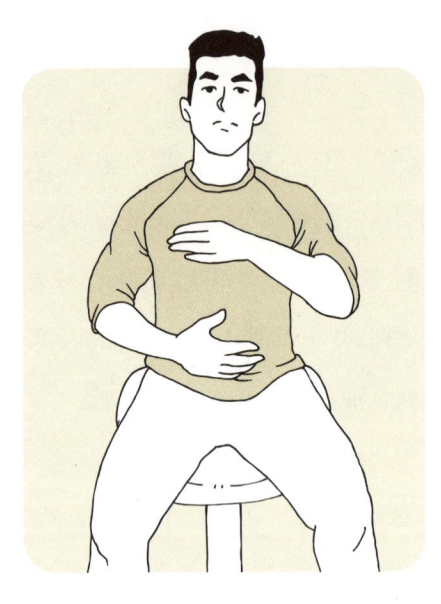

▲ 坐在椅子上，上半身保持中立，一手放胸前，一手放在腹部。

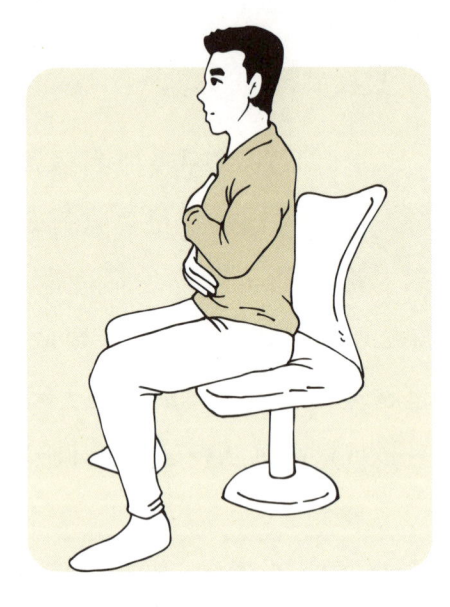

▲ 椅子理想的高度是讓膝蓋等於或略低於髖關節。

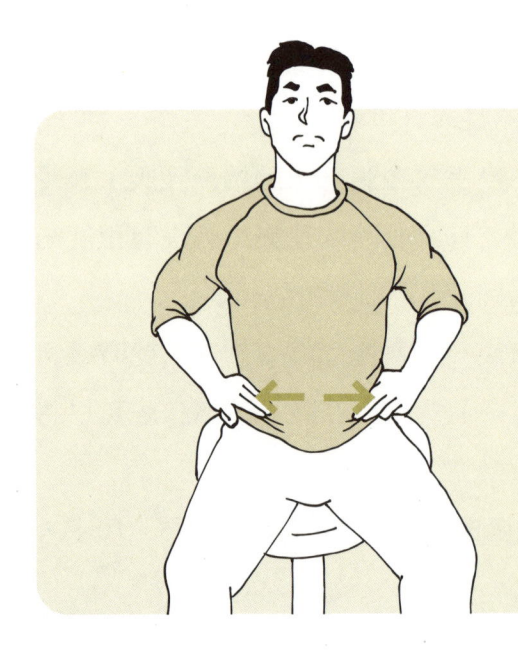

▲ 訓練側面擴張時，雙手叉腰，吸氣時將雙手虎口往外推。

核心訓練

學會呼吸訓練之後，接下來就可以進行核心肌肉的訓練。對於高齡族來說，核心訓練有助於提升身體平衡感與穩定度、減輕腰背疼痛、改善不良姿勢，以及增強生活的功能性。後續所有的居家訓練動作，如果沒有強健的核心支持，效果也會大打折扣。

核心緊繃

核心緊繃（Bracing）指的是透過正確方式徵召腹部深淺層與正反面的相關肌肉群同時用力，以穩定軀幹和傳導力量。對於沒有運動習慣的人來說，「核心緊繃」這四個字太過抽象，很難想像到底如何用力？我們可以用一個很簡單的方式來了解。

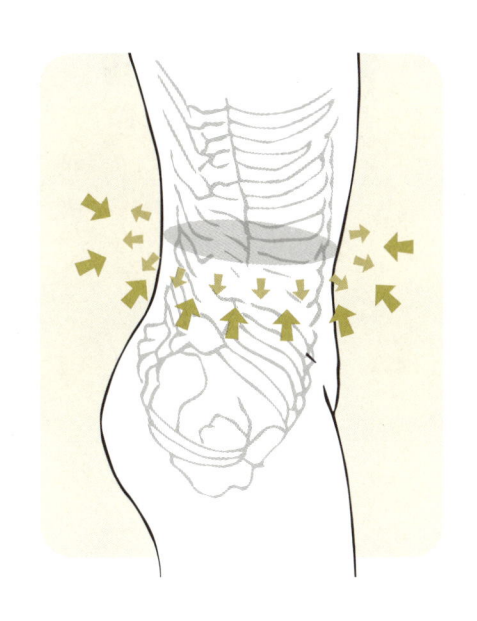

▲ 核心肌群位置與核心緊繃示意圖。

首先採取站立的姿勢，雙腳的間距與肩同寬，膝蓋可以保持微彎。然後請另外一個人往自己身上推，力道不需要太大，只要感到有外來的力量即可，然後請試著對抗這個力量大約10秒，盡量讓自己不要被推動。當我們發力對抗時會感受到核心用力的狀態，這個就是核心緊繃。需要注意，外力不能大到讓人失去重心跌倒，但也不能小到不會對平衡產生影響。我們可以試著讓別人不同方向推動身體，體驗核心緊繃的狀態，例如：從正面輕推胸口、側面輕推兩邊的肩膀，再從背後輕推上背，或是以隨機方向輕輕推動。

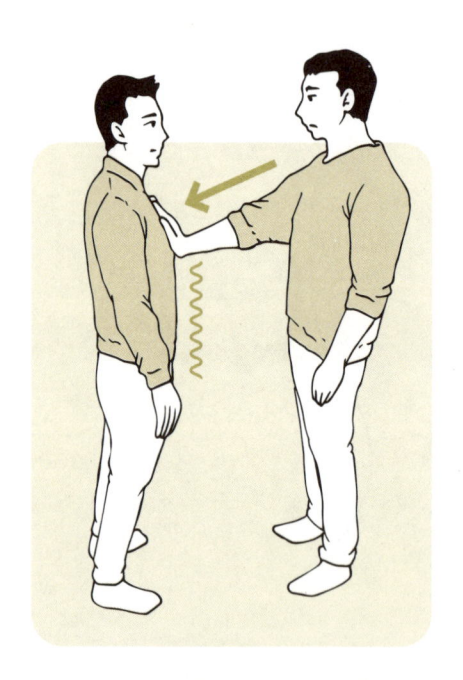

▲ 請人從正面輕推胸口，感受核心緊繃的狀態。

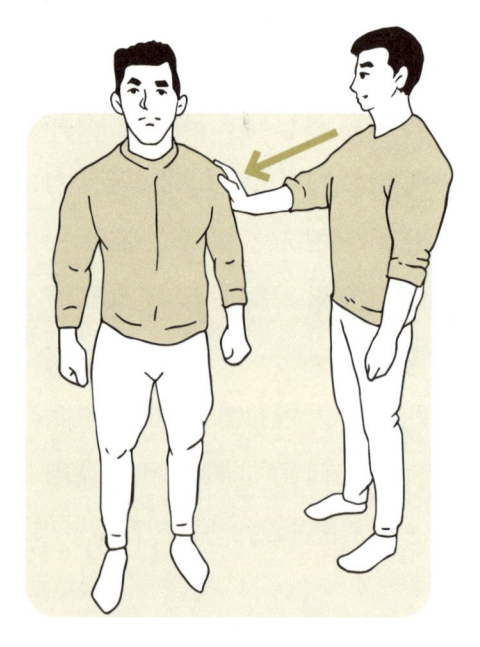

▲ 除了正面，也可以選擇側面推動肩膀。

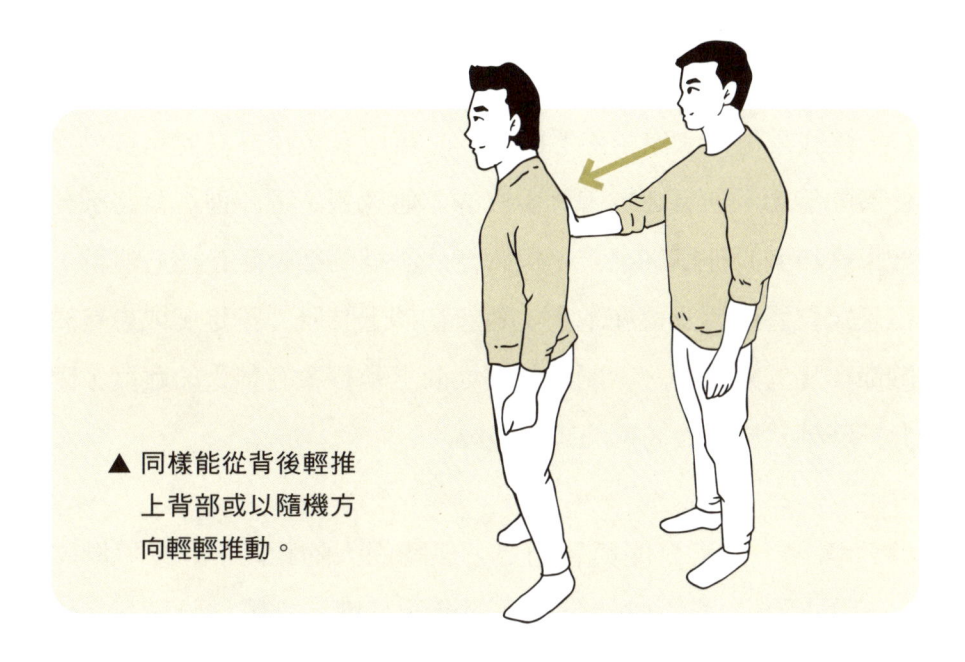

▲ 同樣能從背後輕推上背部或以隨機方向輕輕推動。

　　在練習核心緊繃時，有兩點必須特別注意。一是雖然要努力不讓自己被推倒，但不能過度用力導致憋氣，反而會產生不舒服的感覺，對於患有高血壓的高齡族更不適當，所以讓腹部肌肉用力的同時，還是要維持順暢且持續的呼吸。二是由於繃緊核心會提升腹腔內部的壓力，如果是已經有椎間盤膨出（甚至是突出），或是有下背部問題的高齡族，可能會造成狀況惡化，因此最恰當的做法在開始之前最好先諮詢醫師或是物理治療師，經由專業人員確認評估後再進行訓練。

靠牆棒式

棒式相信是大家很熟悉的動作，可以有效提升身體對抗過度伸展的能力，並且建立脊椎中立的本體感覺，還能進一步將訓練效果轉移到其他訓練之上。儘管棒式訓練的部位正是核心肌群，但是需要將雙肘支撐在地上，對於初期上肢肌力不足，或患有肩關節疼痛的人來說，一開始就在地面上執行會有很大的難度，因此靠牆棒式便是最簡單的起始姿勢。

❶ 面對牆，雙腳打開與肩同寬，與牆面大約距離1.5～2個腳掌寬的距離。將手肘抬起至肩關節的高度，身體往前傾斜，使手肘支撐在牆上。

❷ 靠牆時確認身體維持中立的排列，目視正前方，將背部打直並挺胸，腹部保持緊繃狀態。

❸ 除了讓肘關節與肩關節在同一條直線上之外，如果柔軟度允許的話，可以試著讓前臂相互平行。此外要避免出現聳肩，如果發現有這樣的狀況，試著將肩胛骨向下回收。

❹ 這是一個等長收縮的動作，身體往前傾斜靠在牆上30秒為1組，最一開始重複2～3組即可。如果覺得吃力有難度，也可以先從1組10秒開始，再慢慢將1組的時間拉長。

❺ 當出現明顯進步之後，可以加大挑戰的難度，像是拉大雙腳與牆面的距離，或是將雙手支撐在高度較低的桌子或是床沿上。

▲ 身體維持中立，向前傾斜，讓手肘靠在牆面上，腹部保持緊繃。

1.5～2個腳掌寬

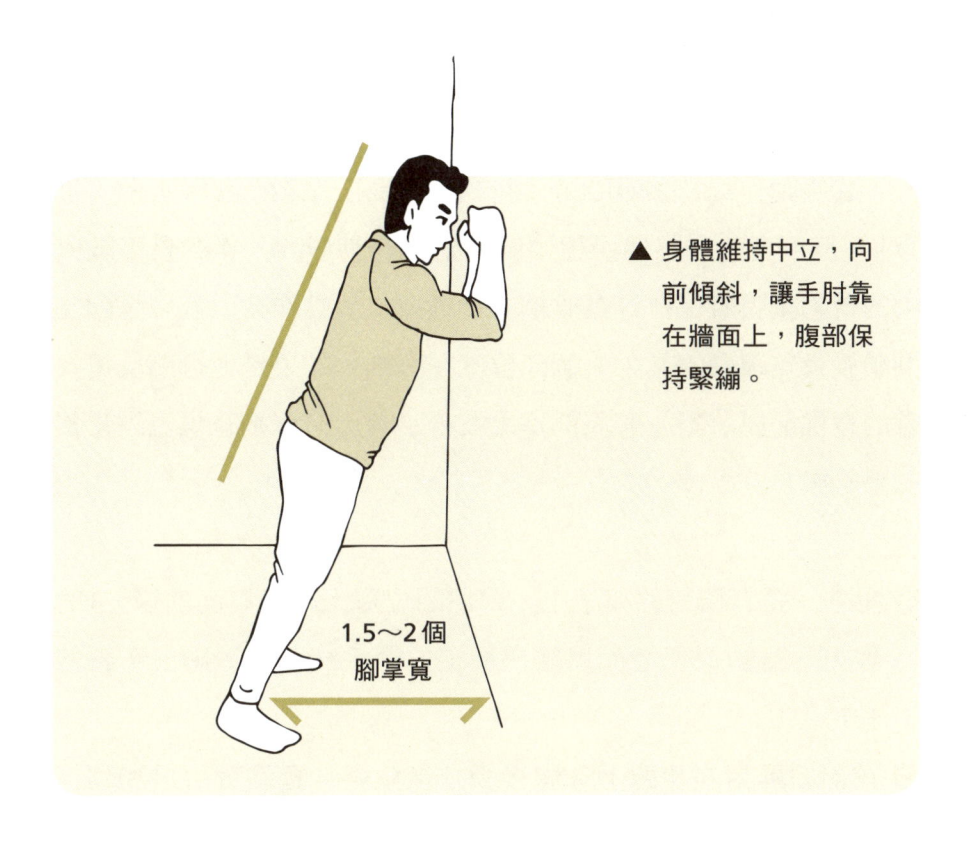

維持姿勢不動讓肌肉等長收縮可以促進大腦透過神經與肌肉的連結，徵召到更多肌肉纖維的參與、提升本體感受，並且避免動作變形。加上靠牆棒式是一個徒手動作，更能讓人專注在肢體的控制與肌肉的收縮上。

需要注意的是，等長收縮的訓練動作比較容易引起血壓升高，所以有高血壓的患者特別要留意。同時，始終要提醒自己維持正常的呼吸，並且不要做到力竭。

椅子捲腹

　　這個動作以訓練腹部前側的肌肉為主，雖然名稱叫做「捲腹」，但事實上在整個過程中軀幹是沒有動作的，靠的是下肢肌肉的帶動讓腹肌保持等長收縮。會選擇這個動作的原因，是因為高齡族骨質疏鬆的其中一個部位就在脊椎，如果是進行高反覆次數的脊椎前屈，對一般人都不太友善了，更何況是脊椎已經受損的高齡族。

❶ 坐在一張有椅背的椅子上，臀部的位置大約是椅面前緣 1/3 的地方。雙腳踩實地面以維持穩定，雙手交叉置於胸前，軀幹維持中立。

❷ 在抬頭挺胸的狀態下身體慢慢往後傾斜，直到背部接觸到椅背，接著再慢慢將身體拉回到一開始的預備姿勢。

❸ 身體往後傾斜的時候吐氣，往前回正時吸氣。

❹ 小心身體往後傾斜時失去控制往後倒，如果坐在椅面前緣 1/3 做動作有難度，可以往後調整，坐到易於控制的位置。

❺ 每組 10～15 下，每次重複 2～3 組。

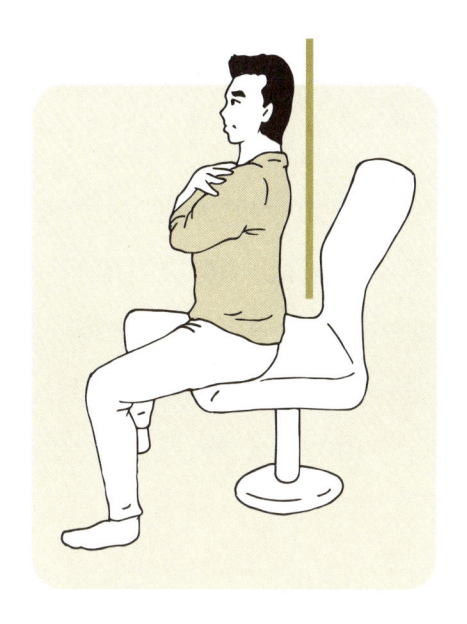

▲ 坐在椅面前緣 1/3 的位置,雙腳踩實地面,雙手交叉置於胸前,軀幹維持中立。

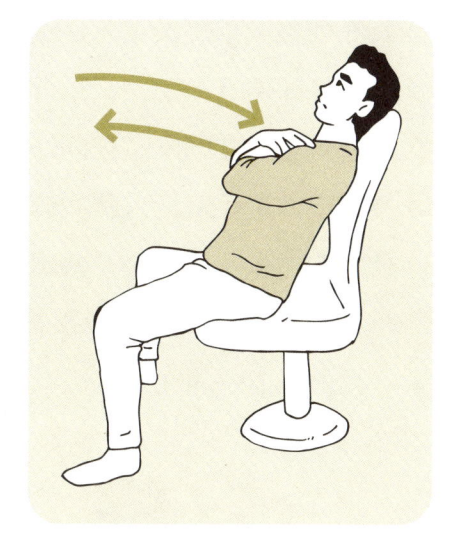

▲ 身體慢慢向後傾並吐氣;接觸到椅背後將身體回正,同時吸氣。

坐姿抗旋

　　這個動作的目的在於提升軀幹對抗旋轉的基礎能力,在公車、火車或是人來人往的馬路上最容易與人發生碰撞,然後失去重心跌倒,所以在我們提升全身控制力量前,先從訓練腹肌(腹內／腹外斜肌)對抗旋轉的等長肌力開始。同時透過這個動作也可以訓練到大腿內側肌群,對於提升髖關節的穩定也很有貢獻。

❶ 採取坐姿，身體維持中立。兩隻腳打開大約與肩同寬，並踩實在地面以維持穩定。

❷ 雙手往前伸直，手指交扣握拳。

❸ 維持身體中立的同時往前傾，讓手臂靠在一邊的大腿內側。

❹ 雙手出力用手背把大腿內側往外推，而腿部出力與之對抗。

❺ 使用的力量不超過全力輸出的50%，避免過度用力導致憋氣。

❻ 一邊動作維持5～15秒後換另一邊大腿，兩邊都做完為1組（合計為10～30秒），每次重複2～3組。

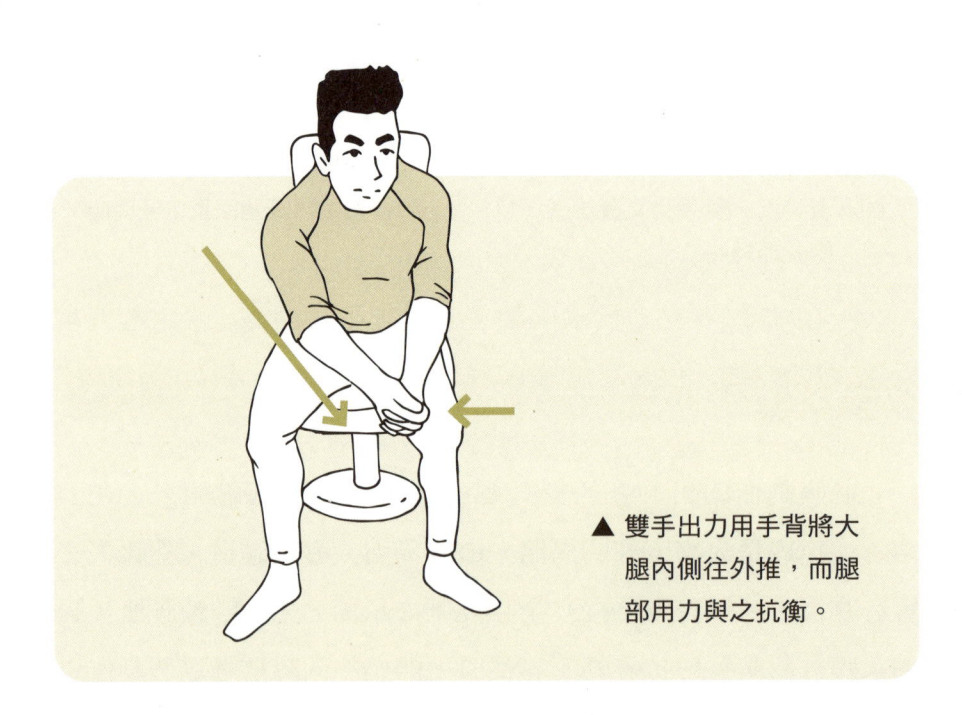

▲ 雙手出力用手背將大腿內側往外推，而腿部用力與之抗衡。

坐姿早安式

　　核心肌群除了抗伸展、抗旋轉,接下來要訓練的就是要對抗屈曲的能力。一般早安式動作在訓練後側運動鏈(大腿後側、臀部與下背肌群等)的力量,與伸展後側肌群方面有很好的效果,但標準動作需要將負重背在身後來操作,對於剛開始運動的高齡族而言挑戰難度太高,因此我們同樣使用坐姿,在更加安全與可以控制的姿勢下來執行早安式動作。

❶ 採取椅子捲腹的預備姿勢坐在椅子上,雙手平放在大腿前側。
❷ 在軀幹維持中立的狀態之下,雙手在大腿上往前滑動,到覺得自己快要失去重心前,讓身體往後回正到預備的姿勢。
❸ 身體向前傾時吸氣,回復時吐氣。
❹ 這個動作的要點在於讓軀幹往前、往下移動時,最大程度地往大腿接觸,但是不能失去脊椎的中立排列。另外,切記不要讓頭部的高度過度下降,假如處在頭部低於身體的姿勢,患有高血壓的人很容易發生問題。
❺ 每組10～15下,每次重複2～3組。

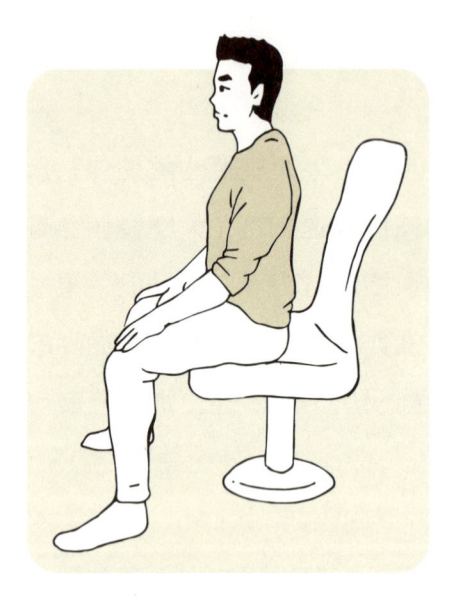

▲ 預備時雙手平放在大腿上，軀幹維持中立。

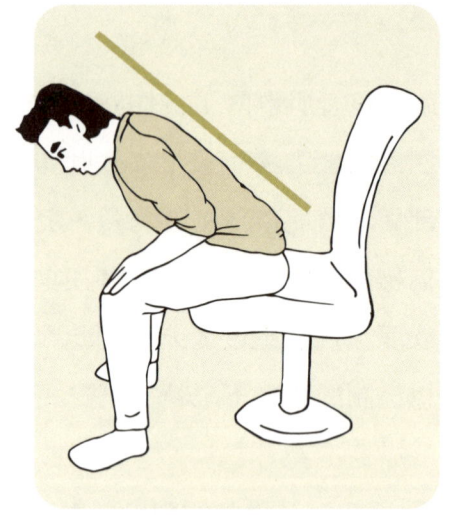

▲ 身體向前傾，雙手在大腿上往前滑動，直到覺得自己快失去重心為止。

平衡訓練

平衡訓練對於高齡族來說非常重要，因為人體的平衡能力和肌肉力量隨著年齡增長會逐漸減弱，增加了跌倒受傷的風險，是高齡族最常見的意外事故之一，往往會導致骨折或頭部損傷等嚴重傷害。再者，高齡族的身體姿勢可能會變得不穩定，導致腰痛、背痛或其他肌肉骨骼問題，平衡訓練可以幫助高齡族保持正確的姿勢、改善全身的協調性，並減少因不良姿勢引起的問題。

另外，平衡訓練通常需要集中注意力，協調眼、耳、肌肉和關節的反應，能夠刺激大腦、增強神經連接、促進認知功能，並有助於預防認知退化。最後，當高齡族經過平衡訓練，感覺到自己能夠更好地控制和穩定身體，會大大增加自信心，有助於保持更高的獨立性和活動能力、減少對他人的依賴、提升自我認同。

總結來說，平衡訓練對於高齡族有許多健康方面的好處，能夠顯著提升生活品質、更安全地進行日常活動，並延緩衰老過程中的功能退化。平時常見的太極拳、舞蹈與瑜伽等運動都是很好的平衡訓練，如果高齡族已經積極從事這類型的身體活動，非常不錯，可以繼續保持下去。假設過去不曾接觸過平衡訓練或是有過跌倒的經驗，就必須花時間來練習。

縮足

在進行任何平衡訓練之前，我們需要先練習一下縮足（Short foot），這是針對足底的強化技巧，目的在於增強足部內在的肌力和功能性，特別是針對足弓。這種練習有助於改善足部的穩定性、平衡性和姿勢控制，進一步減少足部及下肢的問題，例如：足底筋膜炎、足弓塌陷、過度內旋等。在做縮足訓練時必須打赤腳，因為人類的足底有無數的知覺接收器官，可以將外界環境的訊息傳回至中樞神經系統，再由中樞神經系統透過運動神經徵召需要的肌肉收縮，也因此赤腳運動愈來愈受重視。縮足是一項簡

單而有效的訓練，隨時隨地都可以進行，特別適合於需要強化足部支撐的運動員、高齡族以及有足部問題的患者，可以達到以下幾種效果：

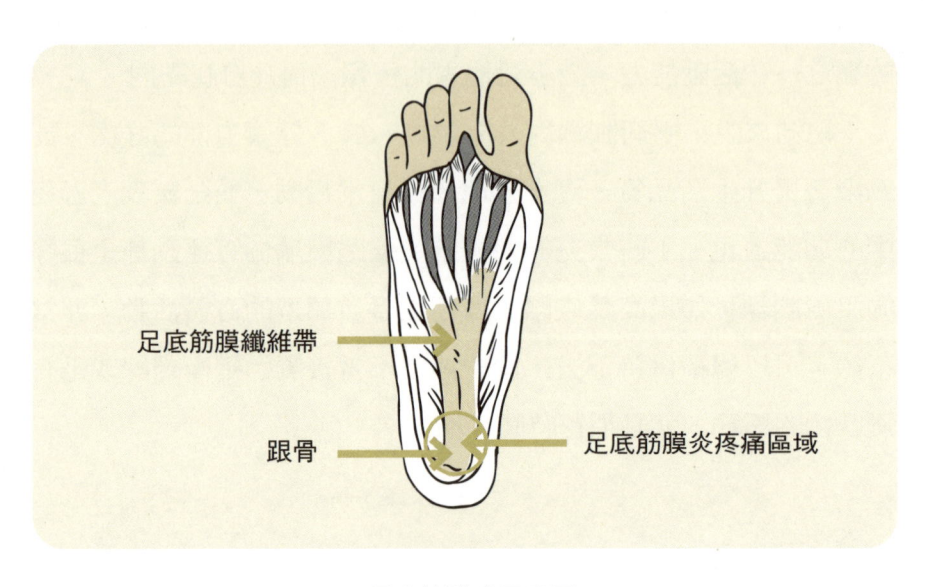

▲ 足底筋膜炎示意圖。

1 啟動足部深層肌肉：縮足主要目的是刺激和強化足部內在的小肌肉群（如足底肌肉），這些肌肉在支撐足弓、維持足部穩定和吸收衝擊方面扮演了非常重要的角色。這些足部深層肌肉群的力量增強有助於足弓的提升和穩定性，減少踝關節過度內旋或外旋等不良運動模式。

2 改善神經肌肉控制：縮足練習需要精確的神經肌肉控制，這意味著大腦和足部之間的神經訊號傳導會更有效地進行。透過

反覆練習，身體能夠更好地協調和控制足部肌肉的運動，以提升穩定重心的能力。

3 減少足部壓力：當足部深層肌肉得到有效強化時，足弓能夠更好地吸收震動衝擊力，並減少對足底筋膜、跟腱和膝關節的壓力，降低因外在壓力過大而導致的疼痛和損傷風險。

4 促進足部穩定和平衡：縮足可以提高足部的穩定性，在行走、跑步和其他日常活動中能更有效地控制身體的平衡和方向，防止跌倒和相關傷害，特別是對於高齡族或有足部問題的人來說尤其重要。

縮足練習

1. 可以先採取坐姿，身體保持中立，雙腳自然踩在地面之上，讓腳趾往外伸展。
2. 輕輕將足部向後拉，讓大拇趾的根部朝向腳跟方向收縮，但不要彎曲腳趾頭，如此一來才可以有效啟動足底深層的肌肉，而不是僅僅使用腳趾頭的力量。
3. 保持足部收縮的姿勢5～10秒，然後放鬆，這樣便完成1組。每次練習可重複3～5組。
4. 如果在練習縮足時腳底會抽筋是很正常的，有可能是因為足底筋膜過度緊繃，可以試著使用按摩球或網球，踩在腳底來回滾動進行按摩放鬆。

| 放鬆狀態的足底 | 收縮狀態的足底 |

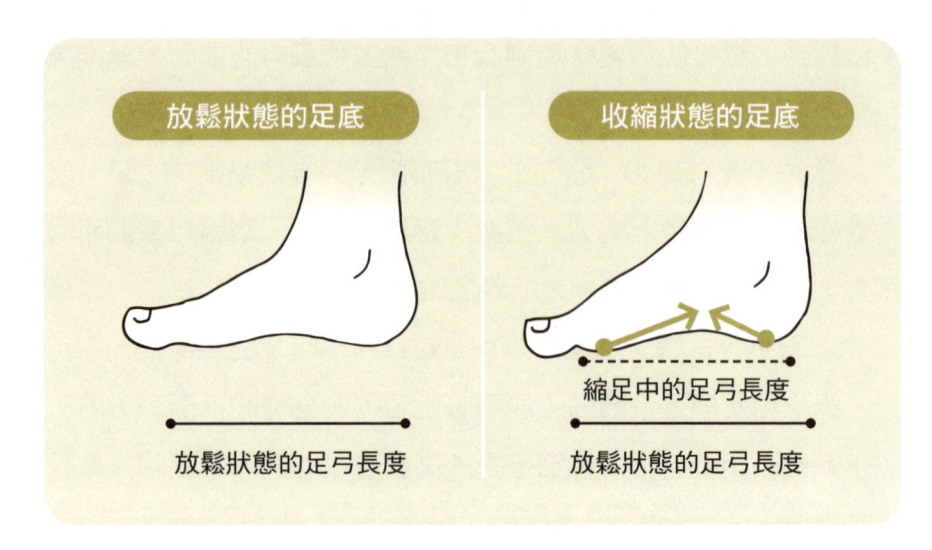

縮足中的足弓長度

放鬆狀態的足弓長度　放鬆狀態的足弓長度

▲ 縮足練習示意圖。

雙腿平衡訓練

　　一般人想到平衡訓練，多半覺得會是光靠單腳支撐的動作，但是對於高齡族，特別是沒有運動經驗的人來說，單腳已經算是高難度動作了，所以在剛開始訓練的時候，會先從雙腳同時放置在地面開始，是比較容易控制的動作。

　　1 維持站立：目視正前方，雙腳合起，腳跟、腳尖併攏，雙手交叉置於胸前，目標是維持這個姿勢1分鐘，手不會從胸前離開，雙腳也不會踩開。對於年紀較大的高齡族來說，這樣已經很有挑戰性。一開始就算只能維持幾秒也沒關係，隨著訓練的步調慢慢增加時間，只要達到1分鐘就可以進到下一階段。

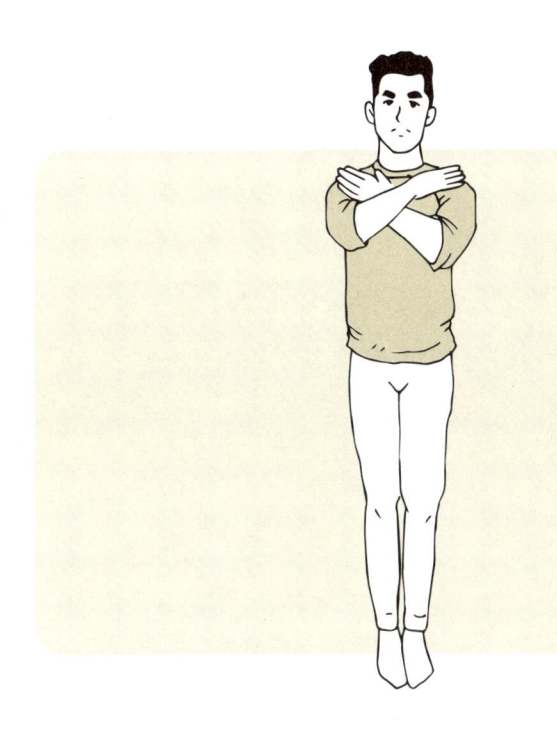

▲ 雙腳併攏、雙手交叉置於胸前，維持姿勢1分鐘就可以進入下一階段。

2 串連站立：雙手仍然維持交叉放在胸前，雙腳則採前後串連站立的姿勢，後腳腳尖需要緊貼前腳腳跟，重心可以分配多一點在前腳上，但是兩個腳掌需要保持完全貼平地面。這個進階動作的目標也是維持1分鐘，左右腳前後交替訓練，如果有任何一邊比較弱，可以多花一點時間練習，等到兩邊都能維持1分鐘，就可以進入第三階段。

3 串連行走：從串連站立的姿勢開始往前走，每步邁出去的前腳腳跟都要落在後腳的腳尖前面，踩出去的速度放慢且要能控制，前腳落地踩穩、確認重心後再走下一步。目標是連續不中斷維持直線走10步。

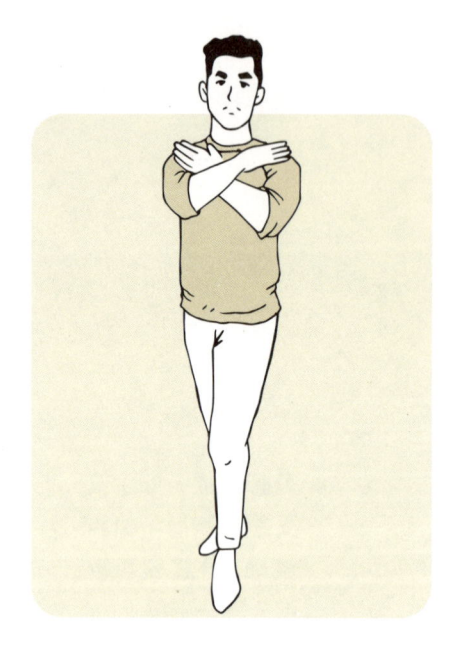

▲ 雙手交叉置於胸前,雙腳保持前後串連站立的姿勢。

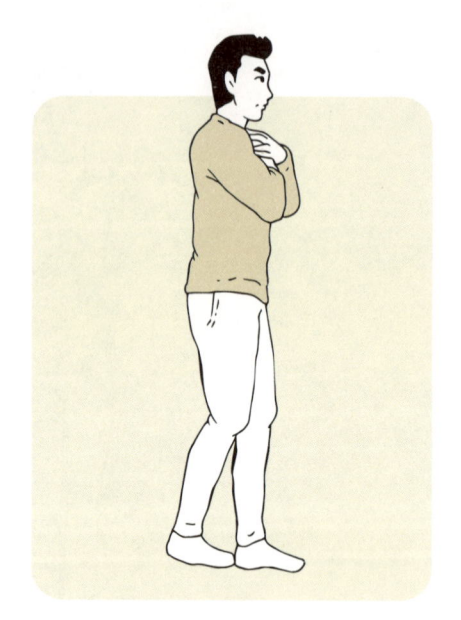

▲ 後腳腳尖需要緊貼前腳腳跟,同時腳掌要貼平地面。

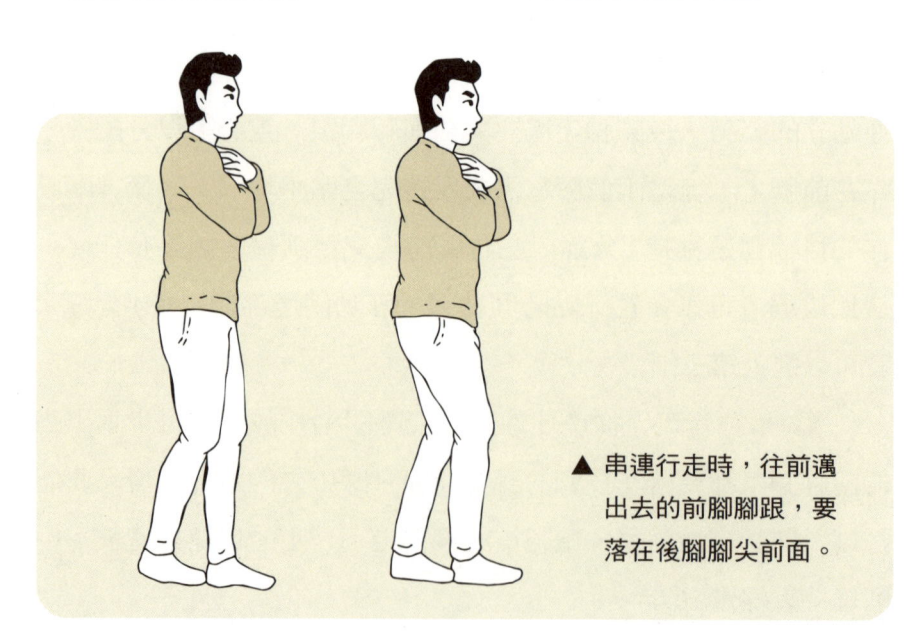

▲ 串連行走時,往前邁出去的前腳腳跟,要落在後腳腳尖前面。

以上所有平衡動作都需要站在一個很穩定的介面上，不建議站在沙地、草地，甚至是瑜伽墊之類的墊子上。同時，「維持站立」和「串連站立」的動作需要使用縮足的技巧，讓足底的肌肉可以完全發揮功能。另外很重要的一點是，如果是獨自一人練習這些平衡動作，最好選擇接近牆邊的空間，萬一失去平衡可以隨時支撐在牆上；如果有人在一旁輔助的話，則需要與練習者保持適當距離，一發現動作有任何失控，第一時間就可以扶住他們，避免跌倒。

動作準備訓練

　　我們希望高齡族可以有屈髖、下蹲、推與拉，甚至是身體旋轉的能力，因此這些功能性的訓練動作格外重要。然而，我們在高齡族訓練過程中會看到有健身教練直接讓年長者會員執行硬舉、深蹲或是臥推等動作，儘管使用的重量不重，可是很明顯地看得出來，這些硬舉、深蹲等動作雖然簡單，但是他們的身體還沒有準備好，所以會出現很多的障礙，因此需要先做一些準備的訓練，提高身體的穩定度和靈活度。請注意，我使用的詞是「訓練」，所以動作準備訓練與常見的肌力訓練一樣重要，不能因為是「準備」就輕視或是跳過。

相鄰關節假說

　　相鄰關節假說（Joint-byt-Joint Approach） 是由格雷‧庫克（Gray Cook）和麥克‧波以耳（Mike Boyle）所共同提出的運動和復健理論，解釋人體主要關節的功能特性，並強調它們在運動和姿勢控制中的相互作用。這個假說的核心觀點是不同的關節有相異的主要功能，有些關節應該以靈活為主，以允許更大範圍的動作，支持身體的自由活動；有些關節應該強調穩定，以支持身體的力量傳導，減少不必要的運動範圍。透過理解和應用相鄰關節假說，可以更有效地設計訓練計畫和預防受傷，對於高齡族訓練方面則更是實用，讓我們可以根據高齡族身體受限的狀況來分別針對特定的關節進行訓練，以達到最理想的效果。

　　根據相鄰關節假說，人體主要關節的功能區分如下：

1. 腳踝：靈活度。需要能夠自由屈伸和旋轉，以適應不同地形和動作。
2. 膝關節：穩定度。主要負責支撐體重和穩定下肢，應限制過度的側向移動。
3. 髖關節：靈活度。需要較大的活動範圍以進行前屈、後伸和旋轉。
4. 腰椎：穩定度。應該保持核心穩定，同時最大程度減少不必要的旋轉和過度屈伸。

5 **胸椎**：靈活度。需要較大的旋轉、屈伸和側屈活動度，以支持上半身的運動。

6 **肩胛骨**：穩定度。需要穩定來支持肩關節的運動，特別是在執行推、拉動作時。

7 **肩關節**：靈活度。需要較大活動範圍支持各種肩部運動。

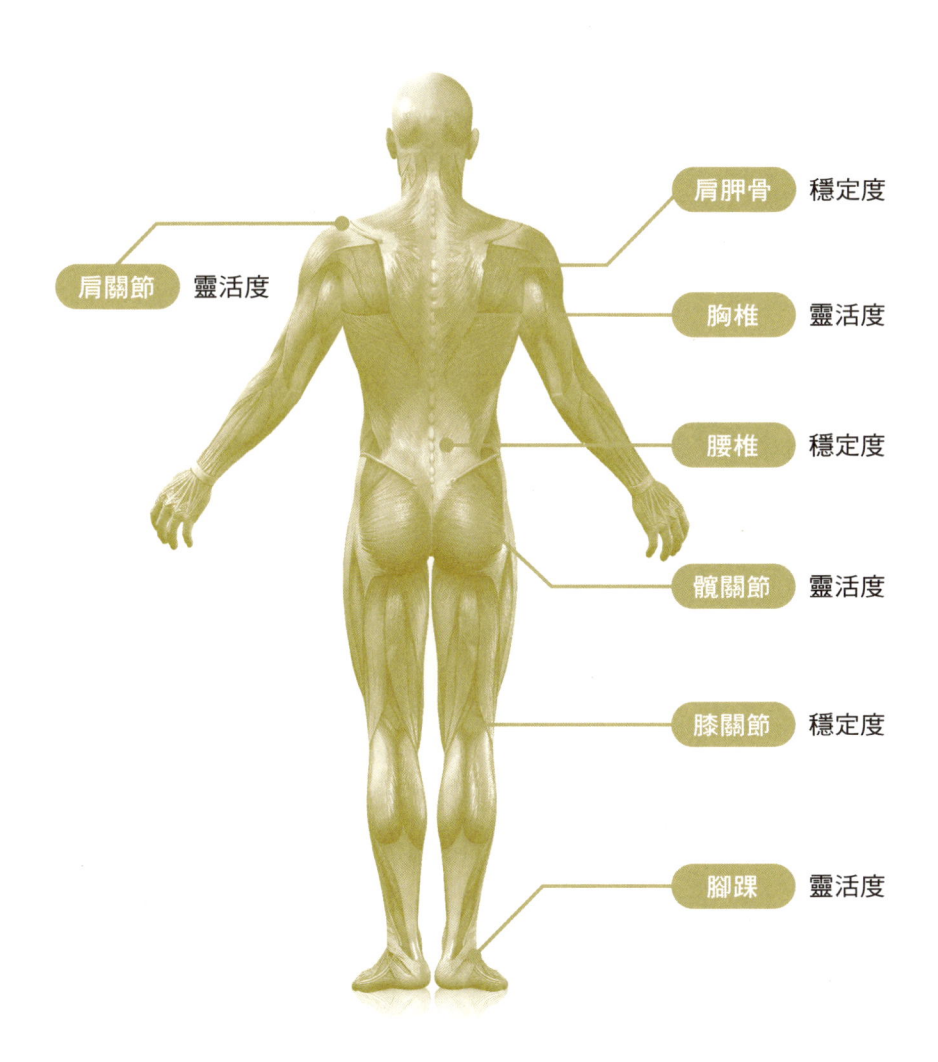

肩胛骨	穩定度
肩關節	靈活度
胸椎	靈活度
腰椎	穩定度
髖關節	靈活度
膝關節	穩定度
腳踝	靈活度

現代大多數的訓練邏輯都是基於這一假說，讓訓練計畫可以更加具體明確。同時，在傷後復健過程中，利用這一個假說有助於識別和處理造成疼痛或受傷的真正原因。例如：如果一個人有膝關節疼痛，可能不僅僅是膝蓋本身的問題，而是髖關節或腳踝的靈活度不足和受限，導致膝關節承受了更多的壓力。因此，透過改善髖關節和腳踝的靈活度，可以減少膝蓋的負擔和受傷風險。又或者，腰椎疼痛常常是由於髖關節活動受限或核心穩定度不足所造成，所以提高核心穩定度和髖關節靈活度，可以有效緩解腰椎疼痛。換言之，改善某一關節的功能，往往可以間接提升整體的姿勢和運動表現。

肩關節靈活度訓練

　　一般人的靈活度訓練基本上都是由下往上，首先處理腳踝，再依序往上訓練其他關節，但是高齡族多半有膝關節或髖關節的退化和受傷問題，因此反過來從上半身的關節開始，逐漸發展到下半身的順序較為簡單。

　　第一個關節就是肩關節。肩關節是上肢最大的靈活度關節，但是我們在日常生活中除非有持續從事某些球類運動（如網球和籃球），或是有刻意做訓練之外，不然很少有需要將手高舉過頭的動作，因此導致抬肩的能力會迅速退化。長期沒有使用肩關節

會導致組織沾黏、發炎，進一步出現肩部肌肉疼痛與攣縮，也就是我們熟悉的「五十肩」。這個名字取得很貼切，假如一直沒有維持良好的關節活動度，隨著年齡的增長就會逐漸出現病變，差不多到了50歲左右就會出現不適。當然如果可以盡早做一些預防措施，對於長遠的關節健康就愈有幫助；假如已經出現一些症狀，除了積極配合治療之外，增加一些活動度訓練，甚至是肌力訓練都會有很不錯的幫助。

站姿擺臂

這是最簡單的肩關節活動度訓練，也可以說是健康體操，動作溫和，節奏、速度與活動範圍都由自己決定，所以非常適合剛開始運動的人。這個動作有利於鬆解軟組織的沾黏、伸展胸部及肩部的肌肉群，進一步促進血液循環，恢復活動度。

❶ 採取站姿，雙腳打開至穩定的寬距（一般會介於肩寬與髖寬之間），身體姿勢保持中立。
❷ 先上抬一隻手，同時對側另一隻手向身體後方伸出。上抬手放下往後伸的同時，對側手開始往上抬。這樣就完成1下，每組10～15下，每次重複2～3組。
❸ 上抬手與後伸手的伸展都以自己可以控制的最大範圍為主。
❹ 在兩隻手上下伸展到極限時吐氣可以維持軀幹的穩定，而雙

手在身前交替時吸氣。

❺ 這個動作的速度同樣不能過快以免受傷，而因為兩隻手需要同時做不同方向的動作，對於初學者來說會需要一些協調性，也有助於提升大腦的認知功能。

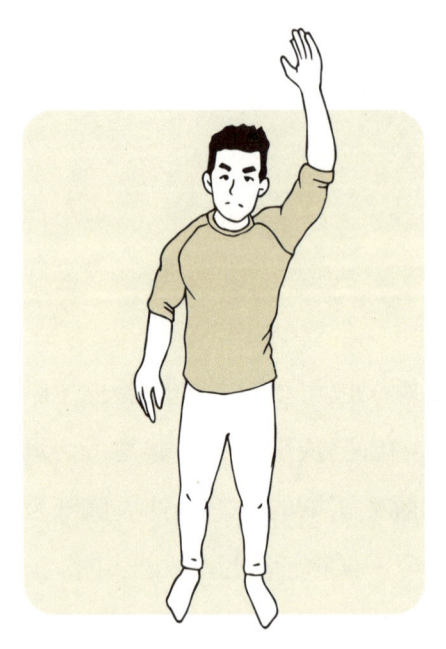

▲ 一隻手向上抬的同時，另一隻手向後伸展。

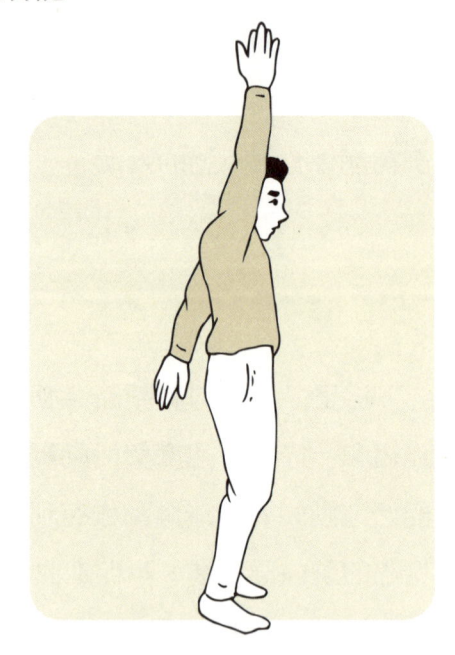

▲ 上抬手與後伸手的伸展都以自己能控制的最大範圍為主。

胸椎靈活度訓練

　　彎腰駝背已經不會是高齡族才會有的毛病了，現在的年輕人由於長時間使用3C產品，以及伏案工作，也產生了胸椎失去靈

活度的問題。而胸椎無法自由活動之後，向上會影響到肩膀，向下則會牽動到腰椎。在瑜伽訓練中有很多打開胸椎的動作，可惜對於高齡族而言難度較高、不易操作。接下來介紹的兩個胸椎靈活度動作都以坐姿為主，非常容易在家練習。

靠球胸椎伸展

這是個很容易執行的胸椎伸展運動，不會有太多外部壓力，非常適合一個人練習，不過會需要有一顆球來輔助，最理想是足球大小，籃球也可以。球可以提供背部一個柔軟的依靠，對有骨質疏鬆的高齡族來說，椎骨的棘突非常脆弱，球的表面有一定的彈性，不會造成太多壓迫，同時又能提供背部有力的支撐。

❶ 坐在有椅背的椅子上，約莫在椅面1/2的位置，身體坐直中立。雙手放在頭部兩側，同時將球放在兩片肩胛骨中間，身體往後靠，把重心放在球上，並讓球靠在椅背上。

❷ 吸氣時讓胸椎向後伸展到可以達到的範圍，同時緊收下巴讓頸椎維持穩定；吐氣時回復到原本坐直的姿勢。若是身體活動度允許，可以繼續向前彎曲軀幹，直到覺得身體緊繃的位置為止，再回復到預備姿勢。

❸ 每個動作吸氣、吐氣各維持2～3秒為1下，每組10～15下，每次重複2～3組。

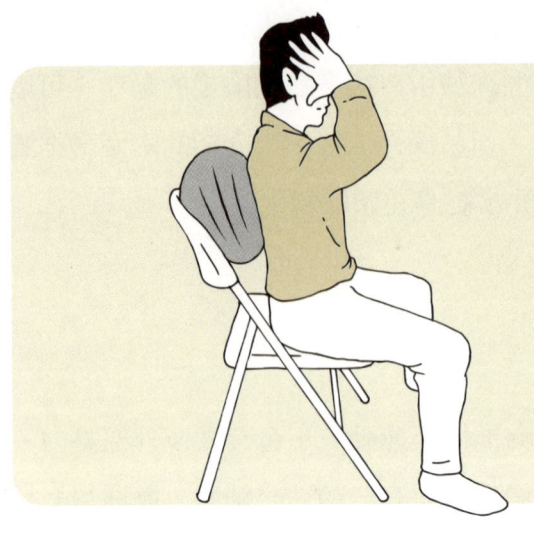

▲ 身體坐直，將球放在肩胛骨中間，重心放在球上。

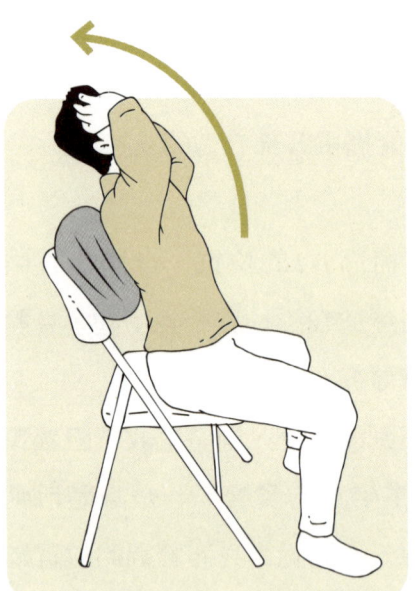

▲ 吸氣時讓胸椎向後伸展，同時緊收下巴，讓頸椎保持穩定。

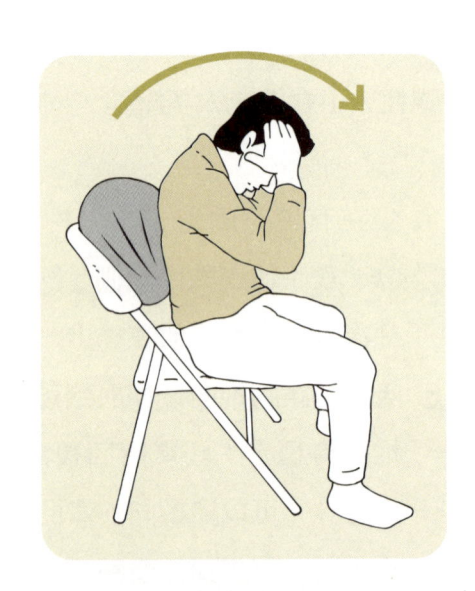

▲ 吐氣時身體回到原本姿勢，如果活動度允許的話，可以繼續向前彎曲軀幹。

靠球胸椎伸展是用來取代一般仰臥姿勢的泡沫滾筒胸椎伸展，對於姿勢不良的高齡族來說已經很有效果了。畢竟年紀大的人，要躺到地面上再爬起來本身就已經很有挑戰性，所以先從坐姿開始是最理想的。需要注意的是，這個動作的重點在於絕對不要坐在有輪子的椅子上，以免椅子滑動造成意外，同時椅子的材質也要夠堅固，足以承受成年人上半身的重量。

坐姿胸椎旋轉／側屈

做完軀幹的屈伸之外，接下來就要打開上半身左右旋轉的能力。依照脊椎的結構來看，胸椎要能夠旋轉的前提是必須維持在中立的排列之下，這也是為什麼會將坐姿胸椎旋轉／側屈排在第二個動作。

❶ 坐在椅子上，雙手交疊抱在胸前，軀幹維持中立。大腿中間需要放一個寶特瓶之類的物品，稍微出力將它夾緊，目的是固定骨盆與髖關節，否則在胸椎旋轉過程中有可能不自覺利用骨盆移動來代償。

❷ 吐氣時讓軀幹往側邊旋轉移動。一般來說，胸椎需要有45度旋轉的能力，如果無法達到，就先在最大活動範圍之內移動即可，接著再往反方向旋轉。

❸ 速度不可以太快，要維持穩定的控制，同時轉到極限角度時停

留1秒再回復。如果已經到達45度則不需要繼續再往外做旋轉，維持這個活動程度即可。

④ 身體朝左右兩側旋轉完為1下，每組10〜15下，每次重複2〜3組。

⑤ 在這個姿勢之下也可以做胸椎側屈的動作，讓軀幹往左右兩邊側倒。動作的速度、呼吸、要領以及組數，與做胸椎旋轉時完全相同，每組10〜15下，每次重複2〜3組。

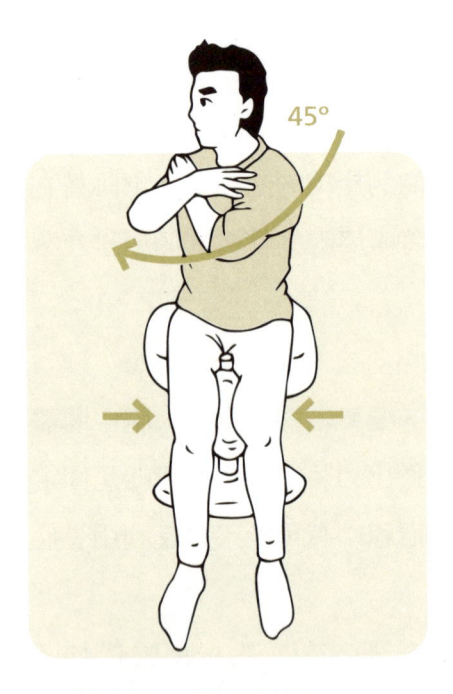

▲ 雙手抱胸、軀幹維持中立，然後向側邊旋轉。大腿中間夾緊寶特瓶之類的物品，避免利用骨盆移動來代償。

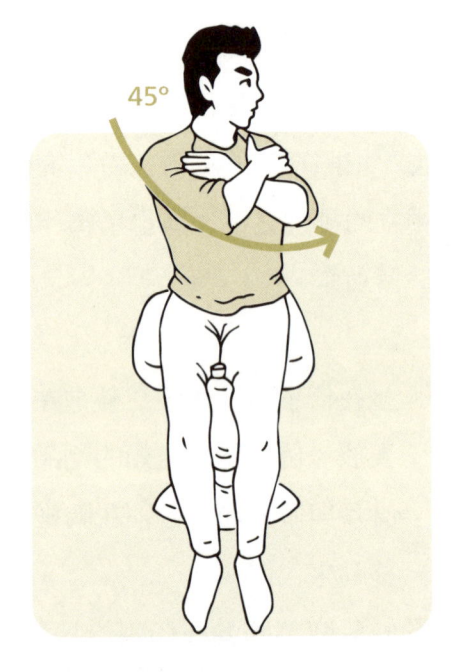

▲ 軀幹轉到45度後，便可以向另一個方向旋轉。

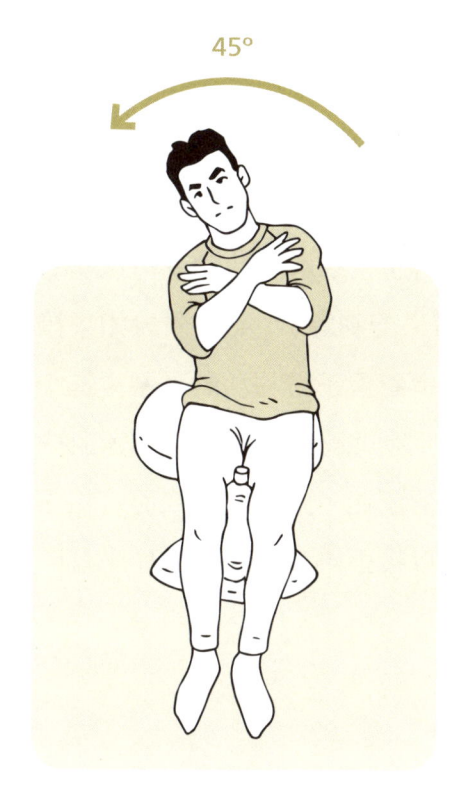

▲ 同樣的姿勢可以做胸椎側屈，速度、呼吸和要領與胸椎旋轉時相同。

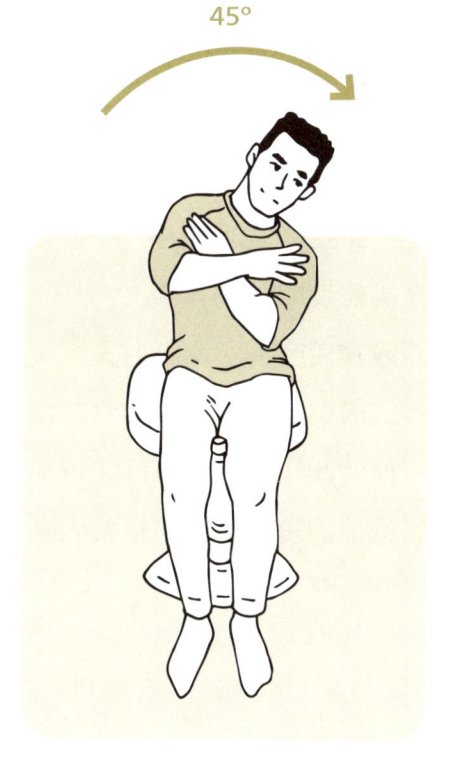

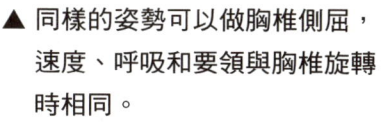

▲ 側屈到45度後，便可向另外一邊側倒。

由於椎間軟骨的健康是靠內部的液體來維持，經常活動胸椎有助於刺激液體分泌，保持椎間盤的韌性與活力。同樣必須注意，如果本身已有椎間盤突出與不明原因下背痛問題的患者，需要與醫師或物理治療師確認後再進行任何牽涉到脊椎的運動！

髖關節靈活度訓練

作為人體最大的球窩關節，髖關節周圍的深淺層肌肉不但複雜，而且都強而有力，如果可以維持正常功能，我們就可以達到最高難度的運動表現（奔跑、跳躍、衝刺等）；反過來說如果髖關節靈活度不足或肌力失衡，不但會影響正常的活動，還會進一步造成傷害。現代人早已習慣久坐少動的坐式生活，髖關節肌肉不但因此快速流失，同時還變得加倍緊繃，對於高齡族而言更是降低他們獨立生活的重要因素，所以接下來利用幾個動作來打開髖關節吧！

坐姿大腿旋轉

這個動作的目的是在活化圍繞在髖關節附近的旋轉肌肉，降低組織沾黏，提升局部血液循環，增進站立與行走的下肢活動能力。正常大腿骨內外旋轉的角度大約是在40～45度左右，如果無法達到，就有必要積極去改善。

❶ 坐在椅子上，身體保持中立，雙手自然垂放在大腿上，雙腳打開大約與肩同寬。
❷ 微微抬起一隻腳，只需要讓腳離開地面即可，但是膝關節仍

然維持90度。

❸ 讓大腿往外旋轉（小腿往內擺），到極限活動範圍了之後，再讓大腿往內旋轉（小腿往外擺），一隻腳重複10～15下後換邊，兩邊都做完為1組，每次重複2～3組。

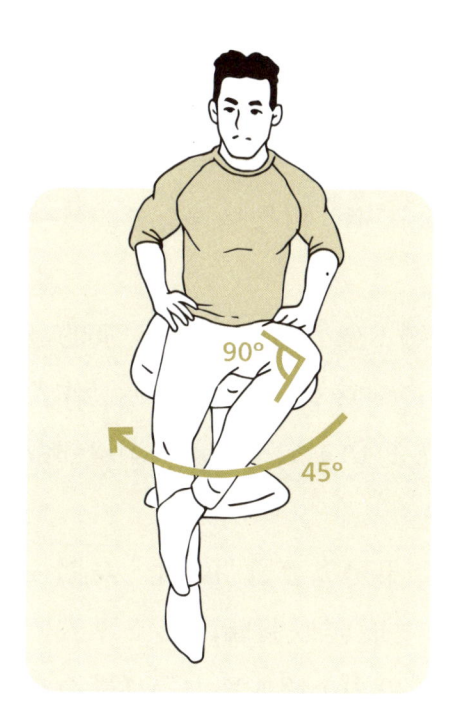

❹ 大腿往內外側旋轉的同時，不能讓身體有任何移動或是側倒，需要確認活動的地方都是發生在髖關節。

▲ 坐在椅子上，身體保持中立，微微抬起一隻腿並讓膝關節維持90度，大腿往內旋轉（小腿往外擺）。

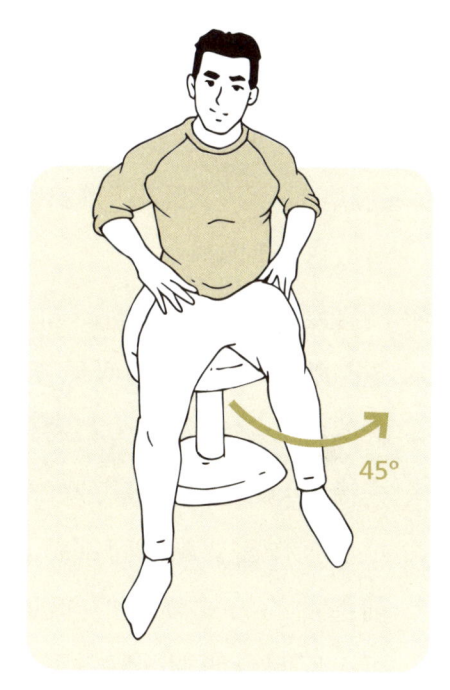

▲ 到了活動極限範圍後，便可讓大腿往反方向旋轉。

坐姿體前彎

　　這個動作是伸展大腿後側肌肉群最常見的基本動作，同樣維持坐姿就可以進行，但是容易做錯，切記伸展時不能用力過猛與求好心切，如果動作太過激烈反而容易產生下背肌肉傷害，所以需要格外留意細節。

❶ 採取坐姿並維持身體中立。將要伸展的腳膝蓋伸直，踝關節維持中立的角度（腳尖朝上，但不需要過度翹起）。

❷ 雙手伸直並且手掌交疊，深吸一口氣，吐氣時維持背部打直的狀態，彎曲髖關節讓身體向前下壓，目標是讓交疊的雙手可以接觸到腳尖。

❸ 觸碰到腳尖是「目標」，如果接觸不到，就停在可以延展的最遠距離大約1秒，再吸氣慢慢回復到原本的坐姿，每個動作大約保持3～5秒即可。一邊伸展大約10下以後換邊，兩邊都做完後為1組，每次重複2～3組。

❹ 這個動作需要維持背部打直，如果是靠著彎曲背部、身體往前捲曲的方式讓手指向前延伸，而非以髖關節為支點去彎折，反而會讓椎間盤承受過大的壓力，假如用力過猛甚至會產生傷害！因此必須確認自己沒有使用背部代償，整個動作的重點並不在於手指可以向前延伸多遠，而是大腿後側肌肉的伸展。

❺ 另外一個錯誤動作就是利用身體的彈振（指的是身體瞬間出力）刻意往前伸，會增加大腿後側肌肉拉傷的風險。所以如果可以接觸得到腳尖，表示大腿後側的柔軟度沒有問題，但摸不到的話也不需要勉強，依照自己的能力執行即可。

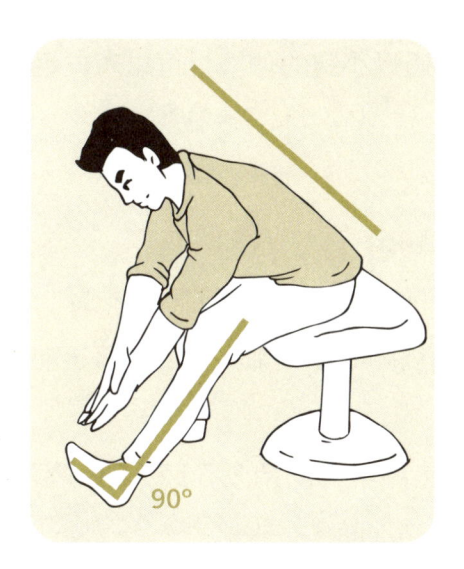

▲ 背部打直，彎曲髖關節讓身體向前下壓。

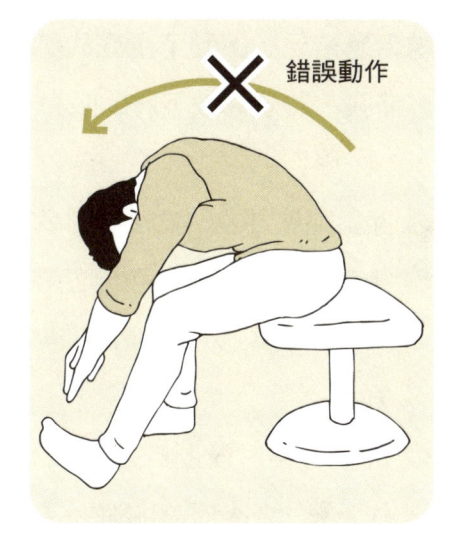

▲ 彎曲背部來增加伸展的距離，反而會對椎間盤帶來壓力。

踝關節靈活度訓練

站姿小腿伸展

　　高齡族走路拖行或是經常被絆倒，與踝關節靈活度不佳有關係，而小腿肌肉緊繃則是造成踝關節受限的主要原因。前面我們練習過縮足，啟動了足底的肌肉，透過小腿的伸展也可以牽拉足底筋膜，有效釋放下肢的張力。

❶ 面對牆壁站立，約2個腳掌寬的距離。

❷ 雙手扶著牆面，一隻腳站在牆壁前面，另一隻腳伸直往後踩一步，形成類似弓箭步的姿勢，兩隻腳的腳尖都必須要朝著正前方。

❸ 這個時候，後腳腳跟應該會自然懸空，開始動作時，將腳跟往下壓，目標是讓腳跟完全接觸到地面。

❹ 下壓的動作約做10～15下後換邊，雙腳都做完為1組，每次重複2～3組。

❺ 需要注意的是伸展腳（後腳）的膝蓋要完全伸直，如果彎曲的話，伸展的效果就會打折扣。同時要注意身體的排列，軀幹應該像是棒式一樣保持張力，要避免腰部往前塌陷。

❻ 如果小腿牽拉感不明顯，可以拉大腳往後踩的距離，增加踝關節彎曲的幅度。

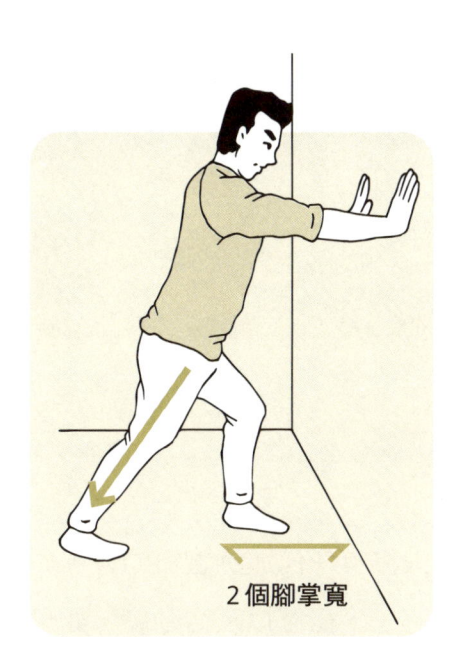

▲ 一隻腳往後踩，後腳跟會自然懸空，此時將後腳跟往下壓，目標是完全接觸到地面。

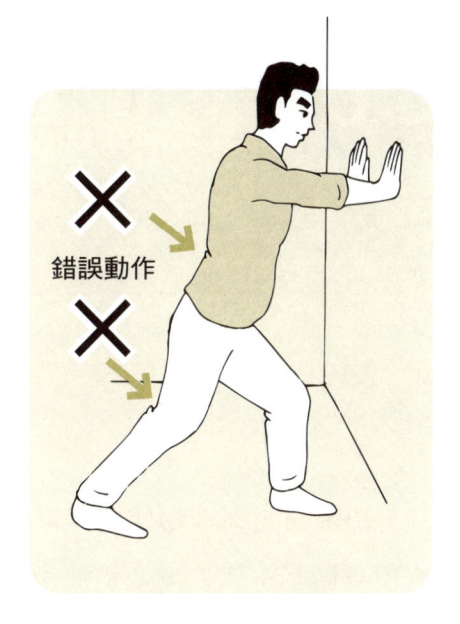

▲ 注意伸展腳的膝蓋不能彎曲，同時避免腰部向前塌陷。

（圖中標示：2個腳掌寬、錯誤動作）

以上是初階的訓練動作，並不困難，大部分都可以在家獨自完成。每次可以花個十來分鐘，挑選其中幾個動作訓練身體，或是依據自己平常的時間安排，在一天內分多次訓練，又或者平常有到戶外散步的習慣，到公園或廣場之類的定點後，做完幾個訓練動作再散步也是很不錯的方式。同時，鼓勵大家可以找周遭需要運動的同年齡人一起嘗試。最重要的是要在沒有壓力的前提下，將每天身體強化的運動培養成習慣，細水長流絕對是運動的不二法門。

10 居家訓練中級篇

　　初級篇的訓練動作是提供給過去沒有任何運動習慣的人，先恢復身體基本能力，像是呼吸、核心、平衡感以及活動度。如果基礎訓練已經掌握得非常好，或是平時本身就較為活躍、身體沒有過度虛弱的高齡族，則可以直接進入中級篇訓練。中級篇訓練的目的是打造與日常生活需求息息相關的基本動作模式的執行與控制能力，藉此提升生活獨立自主能力，以及整體肌力與體能，讓高齡族對於一些常見的活動（如上下樓梯、小跑步等）不再感到吃力。

核心訓練

　　初級篇的靠牆棒式逐漸熟練之後，可以慢慢將身體與地面之間角度變小來增加難度，然後便可以在床鋪或沙發上練習，訓練

原則完全一樣,在此就不在重複。由於棒式可以提升身體對抗伸展的能力,我們接著要訓練的是軀幹對抗側屈的力量。

靠牆側棒式

之所以在中級篇訓練才加進側棒式,是希望在最初訓練時盡量簡單化就好,如果一次教導太多的動作,有可能讓高齡族無所適從,同時效果也會被分散。而且如果經常練習棒式,對於透過核心緊繃來維持核心的「剛性」就不會感到陌生,接下來嘗試任何訓練動作,才會很自然維持核心的張力。此外,假使高齡族在日常生活中突然腳一滑失去重心,唯有第一時間能夠下意識繃緊核心,才會有餘裕控制四肢去取回身體的平衡。

❶ 側對牆面,將手肘抬至肩膀的高度,倚靠在牆上,身體保持中立。之所以叫做「側棒式」,顧名思義就是這個動作除了方向不同以外,身體的其他要求都與棒式完全相同。
❷ 雙腳站在遠離牆面一小步的位置,可以併攏,也可以前後串連站立。
❸ 目標是做到維持30秒的等長收縮動作,身體兩側各做30秒為1組,每次重複2～3組。
❹ 如果感覺完成得很輕鬆,可以再拉大雙腳與牆面的距離,或是將身體支撐在高度較低的桌子或床沿上。

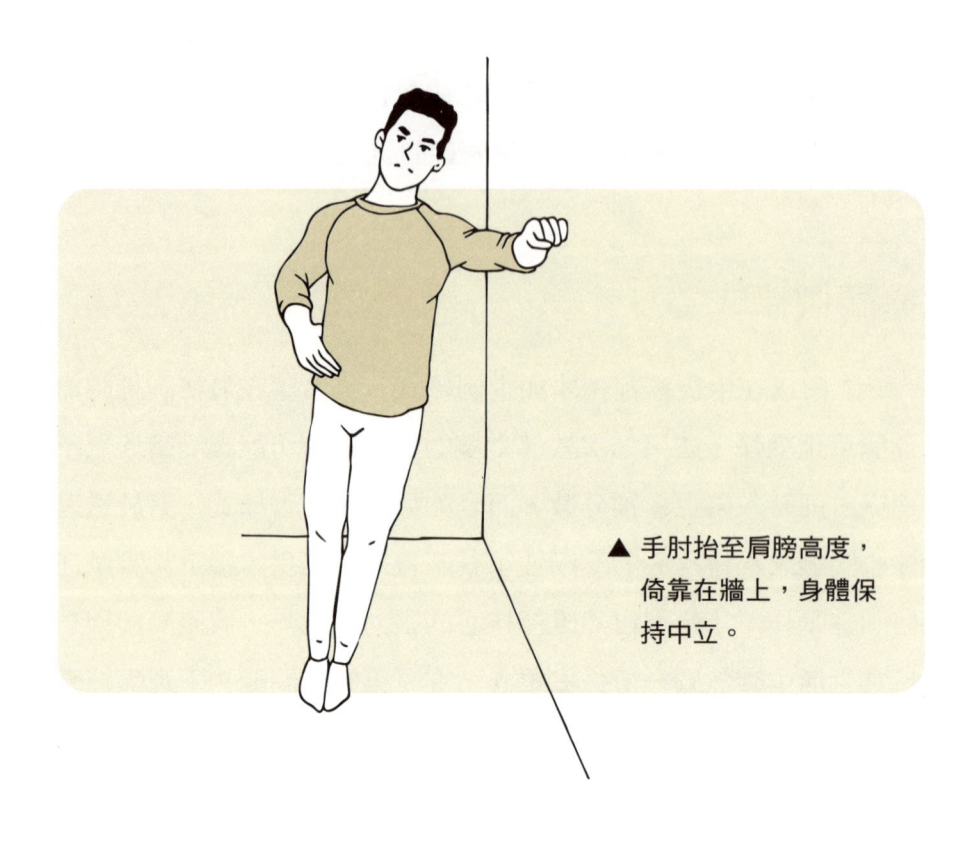

▲ 手肘抬至肩膀高度，倚靠在牆上，身體保持中立。

　　側棒式除了訓練核心部位對抗側屈的肌肉以外，對於髖關節外側肌肉的刺激也有不錯的功效。即便是在一般人的訓練中，側棒式都被過度忽略，是非常可惜的一件事。但是要進行側棒式之前，首先要確認高齡族有沒有一些肩關節傷害，靠單邊支撐是否會產生疼痛？避免加重傷害和疼痛，使得訓練造成反效果。

坐姿身體搖晃／起身

當我們從坐在椅子上的姿勢站起來,並不是把腿伸直就可以了,整個動作還包含重心的轉移。一般來說,我們靠在椅子上的時候,身體的重心都是在後方,等到準備要站起來時,需要將重心轉移到腳掌的前方才可以順利起身。因此對於身體較為虛弱的高齡族來說,第一步是要讓他們有能力做出站立的準備動作——有意識地移動並掌握住自己的重心。熟練坐姿身體搖晃這個動作,也有助於執行高級篇的深蹲。

❶ 預備姿勢與初級篇的椅子捲腹相同,雙手抱胸,上半身維持直立,坐在椅面前緣約1/3的位置,腳掌平放在地面上。此時,雙腳往回收,讓膝關節角度小於90度,模擬準備要從椅子上站起來時的姿勢。

❷ 讓軀幹以髖關節為支點往前傾,感受到身體的重心由腳跟移動到前腳掌,讓大腿肌肉有承受體重的感覺。

❸ 身體最多向前傾45度即可,接著再慢慢回復到預備位置。

❹ 每組8～10下,每次重複4～5組。

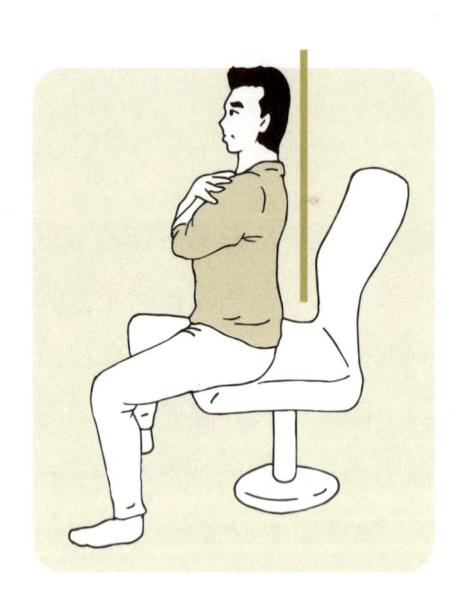

▲ 預備動作與初級篇的椅子捲腹相同。

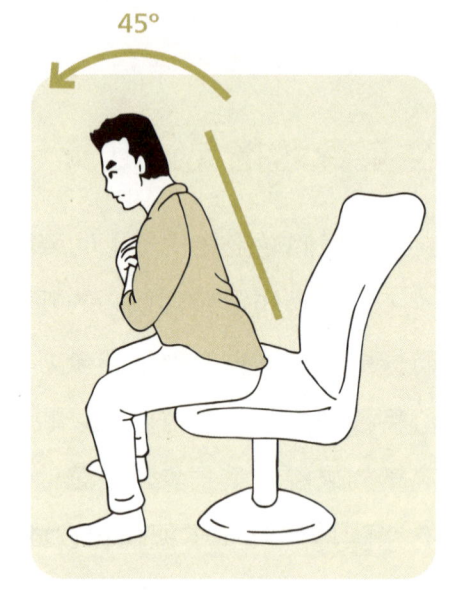

▲ 雙腳往內收，模擬起身的姿勢，以髖關節為支點讓身體向前傾。

　　以上是這個動作的第一階段。我們假定需要這個練習的高齡族無法獨自施力從椅子上站起來或有相當的難度，與其一開始直接教他們做深蹲，不如先透過這個方式熟悉重心的移動，打造身體自我掌控的自覺。必須注意的是，雖然在這個訓練中身體重心有前後位移，但仍要維持坐姿，讓臀部緊貼在椅子上。

　　累積一定的練習之後，我們可以試著從坐著的姿勢站起來。通常在高齡族起身時，最困難的地方都是在臀部剛離開椅子的高度，所以進階動作需要讓他們在這個高度維持等長收縮，讓神經系統建立特定關節角度的力量，之後才能順利站起來。

❶ 預備姿勢與坐姿身體搖晃完全相同。

❷ 身體前傾的時候，不但要將重心轉移到前腳掌，同時大腿發力，讓臀部離開椅子一點點，大約是臀部與椅子之間可以滑過一張紙的高度即可。

❸ 軀幹前傾大約45度後，維持在這個位置保持不動，目標是可以達到10秒，接著坐下回復到預備姿勢，稍作休息後再重複。每組8～10下，每次重複3～4組。

❹ 如果一開始支撐10秒有困難的話，盡可能維持即可，接著再慢慢延長時間。

❺ 在支撐的過程中一定要保持呼吸，如果感覺累了就直接坐下來休息。

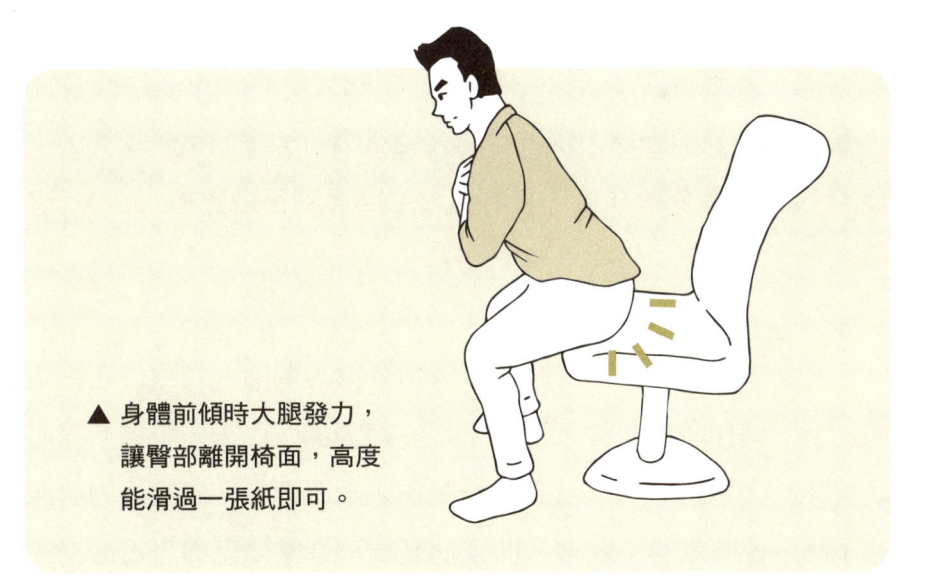

▲ 身體前傾時大腿發力，讓臀部離開椅面，高度能滑過一張紙即可。

坐姿單腿搖晃

前面坐姿身體搖晃是為起身做準備，這裡的坐姿單腿搖晃就是針對步行的準備。除了坐在馬桶上，我們平時從椅子上站起來多半都是由一隻腳主導，另外一隻腳輔助，這個模式有利於我們接下來往前行走。坐姿單腿搖晃難度會比雙腳踩地時困難一點，因為需要將體重負載在單邊的腳上，在一開始如果感覺腿部力量不太夠的話，可以先專心練習坐姿身體搖晃，等到自己有自信了，再來嘗試單腿搖晃。

❶ 預備姿勢與坐姿身體搖晃相同，但此時一隻腳完全踩穩在地面，而另一隻腳的腳跟抬起，讓腳尖點地。點地那隻腳踩在稍微後面一點的位置。
❷ 讓軀幹以髖關節為支點往前傾，感受到身體的重心由支撐腳腳跟移動到前腳掌，讓該腳的大腿肌肉有承受體重的感覺。
❸ 身體前傾最多到45度，接著再慢慢回復到預備姿勢。
❹ 每組8～10下，每次重複4～5組。

坐姿單腿搖晃能讓身體做好單腳承重的準備。當我們在行走或是上下樓梯時，其實不是只光是移動腳步而已，同時還有重心的轉移。如果長久欠缺活動，身體在活動過程中的協調能力會開始下降，接著就容易跌倒。而這個動作再進階的話與坐姿起身一

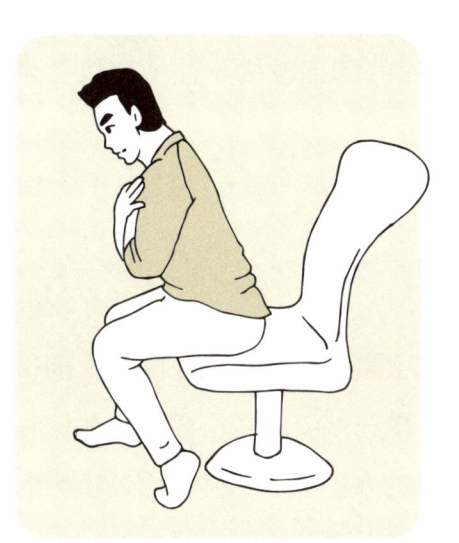

▲ 做好預備姿勢後，其中一隻腳的腳跟抬起、腳尖點地。

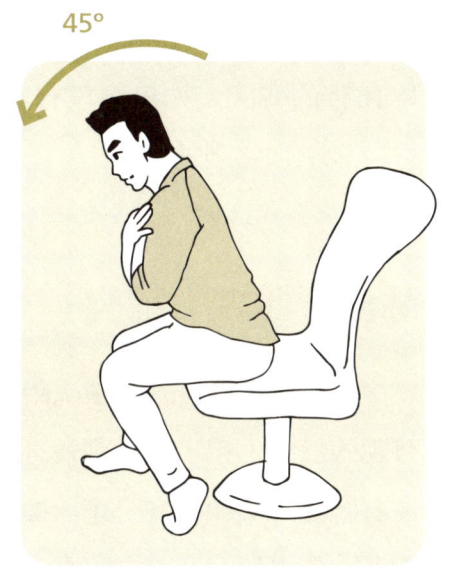

▲ 以髖關節為支點向前傾，讓重心從支撐腳的腳跟移到前腳掌。

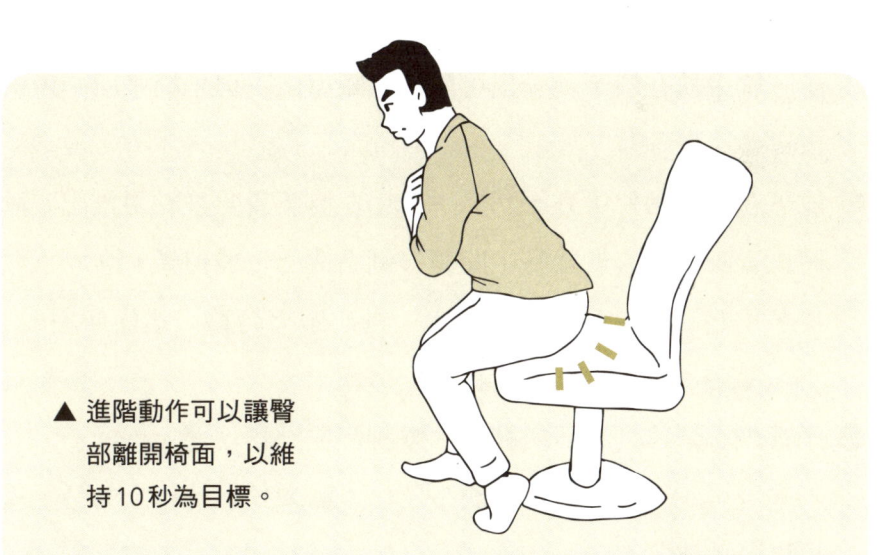

▲ 進階動作可以讓臀部離開椅面，以維持10秒為目標。

樣,讓自己稍微站起身,保持臀部微微離開椅子的高度不動,維持10秒的時間。如果發現有某一邊的腳比較撐不住,可以多做1～2組來加強訓練。

站姿身體左右搖晃

前面訓練的目的是讓高齡族有意識地掌握重心在腳掌上前後移動的控制,接下來的訓練則是著重在站姿的重心移動,如何在左右腳之間交換。在公車、捷運或是火車上,很常會因為車廂的加減速而導致重心左右移動,特別是在車輛啟動或是緊急煞車的當下,如果不能夠善用左右轉換重心的能力,很容易跌倒。

❶ 身體直立,雙腳打開與髖關節同寬。身體前方可以放置一張椅子,雙手扶在椅子上,也可以扶在牆壁上,但是椅子所提供的支撐會比較理想。

❷ 試著在維持軀幹中立的狀態下,用左腳將骨盆往右邊推出,同時感覺身體重心從雙腳中間轉移到右腳上,並停頓1秒。

❸ 接著用右腳將骨盆往左邊推出,重心跟著轉移,這樣便完成1下。每組8～10下,每次重複3～4組。

❹ 不管重心轉移到哪一隻腳上,雙腳都要踩實地面。

❺ 如果身體能夠保持穩定,雙手可以不需要扶在椅子上的話,就可以將手放開。

▲ 身體直立,雙腳打開與髖關節同寬。

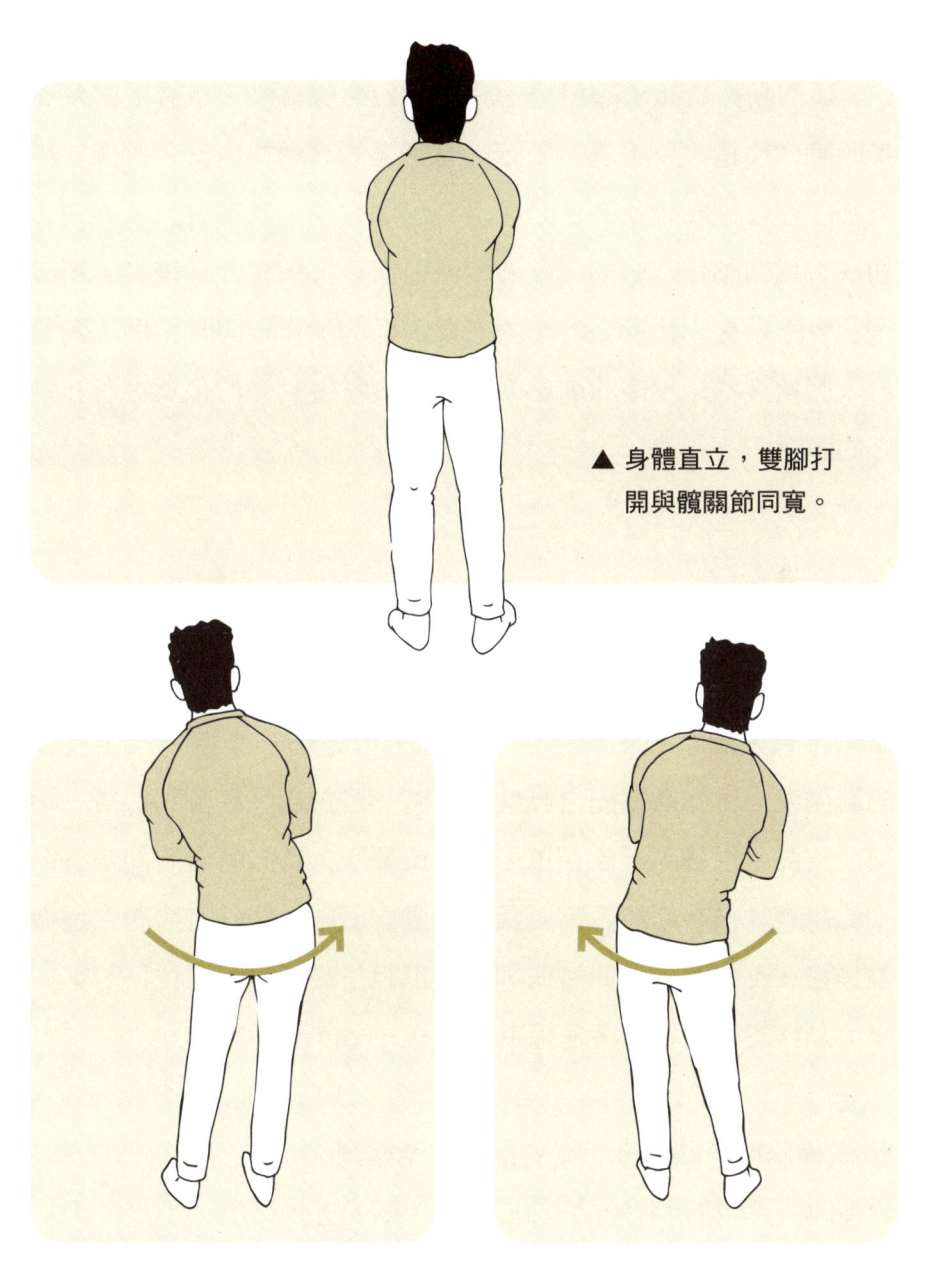

▲ 用左腳將骨盆往右邊推出,感覺重心從雙腳中間轉移到右腳。

▲ 換用右腳將骨盆往左推出,感受重心從右腳轉移到左腳。

這個動作看起來類似過去我們常做的健身操，事實上就是一樣的動作沒錯。只不過對於行動有困難的高齡族而言，要像年輕時那麼輕鬆控制骨盆的移動並沒有那麼容易，甚至有很多人在最初練習這個動作時會變成左右彎腰，而不是讓骨盆做搖晃，所以是個實際動起來比外表看上去還要困難的動作。同時這個運動對於大腦負責維持平衡的前庭系統與負責掌管動覺的頂葉也有非常好的刺激。

站姿身體搖晃跨步

能夠任意控制骨盆移動之後，我們就要進一步將腳往側面跨出去。原先的重心就算移動到單邊，但是仍然維持在原本雙腳的範圍內，現在需要配合骨盆移動將一腳跨出，讓身體取得一個新的支撐。很多高齡族在車子搖晃或被別人碰撞時沒有向側邊跨步的反應，很有可能是因為關節活動度受限，或是身體對於這個動作模式不熟悉，因此這個訓練可以說是高齡族橫向位移的第一步，動作時的重心順序是穩定→失重→重新找回穩定。

❶ 預備姿勢與站姿身體左右搖晃完全相同。
❷ 將重心移動到右邊的同時，將右腳往側面跨出一小步（大約是一半的肩寬即可）。
❸ 此時軀幹仍然維持中立，跨出去的右腳膝蓋微彎，左腳則完

全伸直，兩隻腳的腳尖都要維持朝向正前方。

❹ 將跨出去的右腳收回，同樣讓骨盆先往左邊移動，左腳順勢跨出，這樣便完成1下。

❺ 每組10～15下，每次重複3～4組。

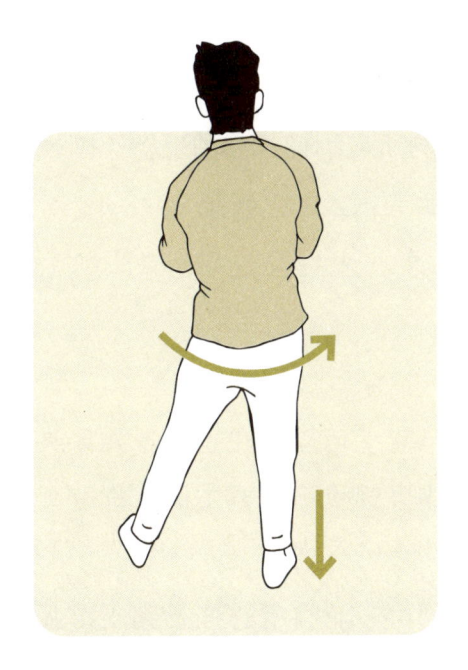

▲ 將重心移往右邊時，將右腳向側面踏出一小步。

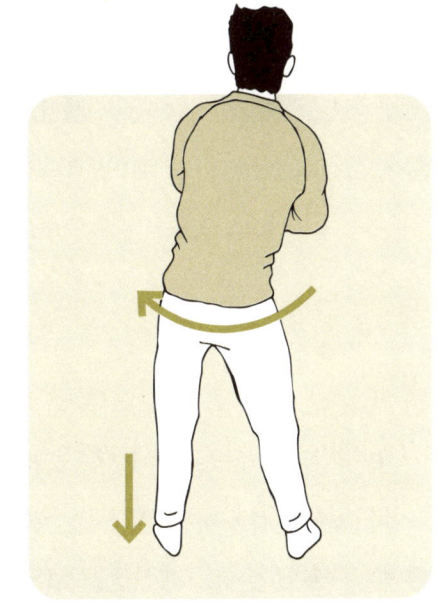

▲ 將重心移到左邊時，將左腳往側面跨出一小步。

　　如果不需要扶著椅子的話，可以選擇雙手叉腰。需要注意的是，側跨步是骨盆朝側面移動的延伸動作，要確認身體重心有隨著骨盆轉移後才可以把腳踩出去，避免直接跨腳，造成重心還留在另一隻腳上。

平衡訓練

中級篇的平衡訓練需要把初級篇的挑戰難度往上提高，由雙腿平衡進階到單腿平衡，更加可以將訓練的成果轉移到日常生活之中。但不管動作如何進階，要提高身體的平衡能力都離不開縮足與核心緊繃的技巧，因此初階的所有訓練都必須反覆不斷練習，否則接觸到中級篇的訓練動作會有很大的挫折感。

單腿平衡訓練

❶ 站在椅子、桌子或是牆面之前，雙手可以扶在上面，如果失去平衡時可以迅速取得支撐；如果感覺不需要支撐，則雙手可以交疊在胸前或是插在腰間。

❷ 將一隻腳抬起，只要離開地面即可，並將重心移動到支撐腳上。

❸ 目標是可以單腳支撐達到30秒，左右腳交替練習完為1組，每次重複2〜3組。

❹ 隨著平衡感的提升，可以將腳抬起的高度慢慢地提高，直到大腿平行地面。

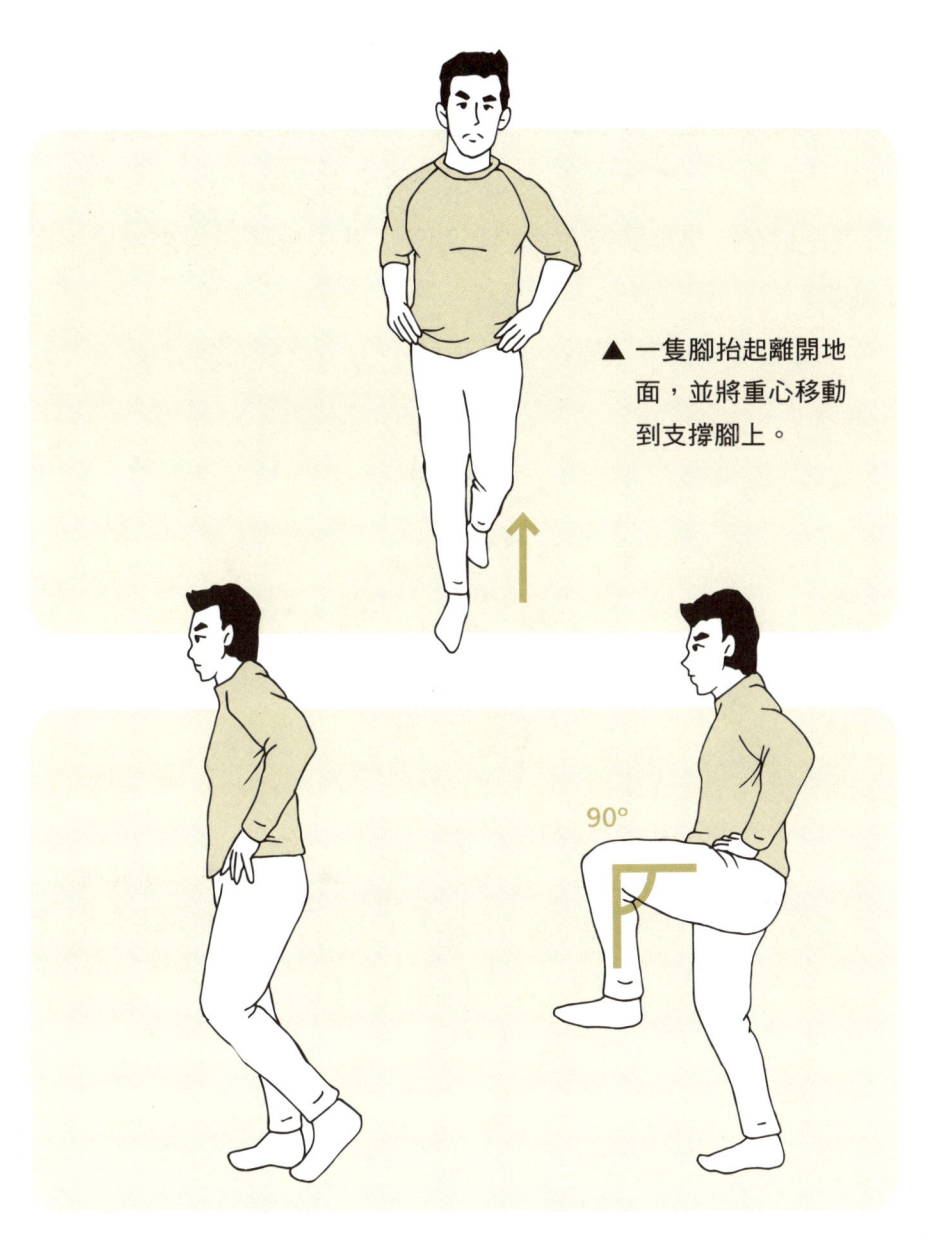

▲ 一隻腳抬起離開地面，並將重心移動到支撐腳上。

90°

▲ 隨著平衡感提升，可慢慢提高腳抬起的高度，直到大腿平行地面（圖右）。

與所有平衡訓練相同，赤腳訓練最為理想，同時單腳支撐需要注意支撐腳是否出現膝蓋內扣（往身體內側偏移）或骨盆過度側移，甚至是身體的旋轉。如果這個動作能輕鬆維持30秒的話，可以嘗試在抬起單腳時左右轉動脖子，藉由轉移視線來增加平衡的挑戰。

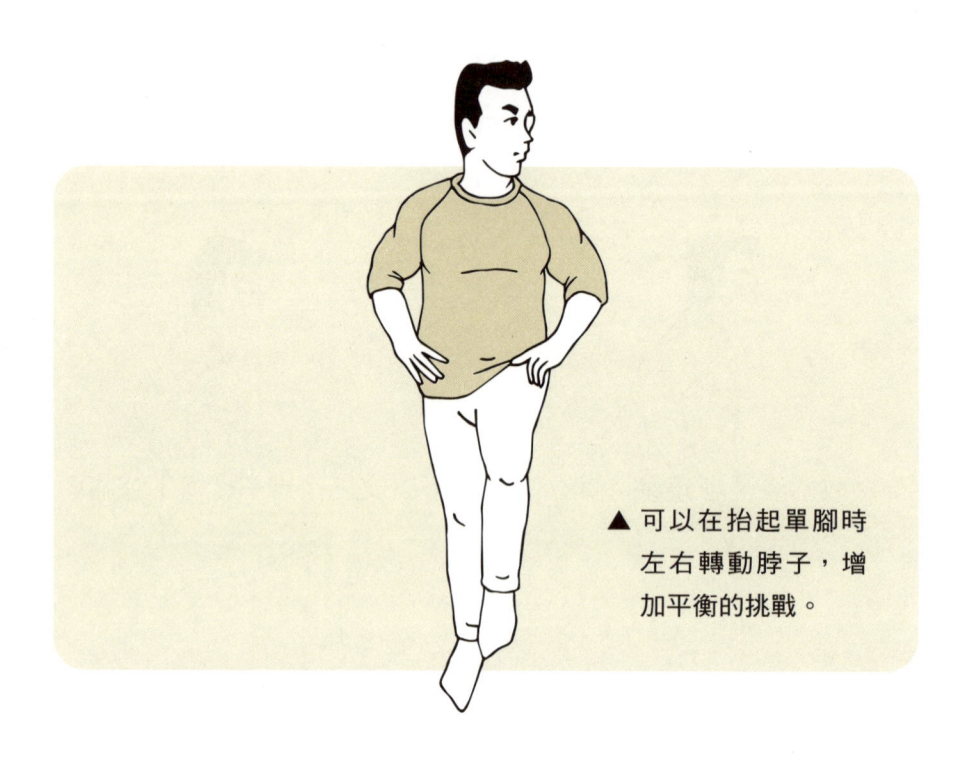

▲ 可以在抬起單腳時左右轉動脖子，增加平衡的挑戰。

臀部訓練

臀部失能是現代人共通的問題，因為久坐的關係，臀大肌一直處於被過度拉長的狀態，而臀部肌肉對於站立、步行、支撐腰椎與穩定膝關節方面有非常大的貢獻。雖然我們知道刺激臀部最好的動作是橋式，但是對於不常運動的高齡族來說，要讓他們蹲下去仰臥在地面，做完又要從地面起身，確實相當困難。更不用說如果是患有高血壓問題的人，讓頭部低於身體高度的姿勢更不恰當，因此在最一開始最適合用站姿來訓練臀部。

站姿臀部訓練

1. 採取站姿，身體保持直立，雙手可以支撐在桌子、椅子或牆面上以維持平衡。
2. 一隻腳打直往後抬起，幅度不超過30度，在該位置停留1～2秒再放下。
3. 做10～15下後換邊，兩邊都做完為1組，每次重複3～4組。
4. 要確認軀幹保持與地面垂直，不能往前傾斜。同時動作是發生在髖關節，避免腰椎連動，所以核心始終要維持張力。
5. 髖關節正常後伸的角度最多是30度，如果動作過大或是速度過快，有可能導致腰椎代償，這點需要特別注意。

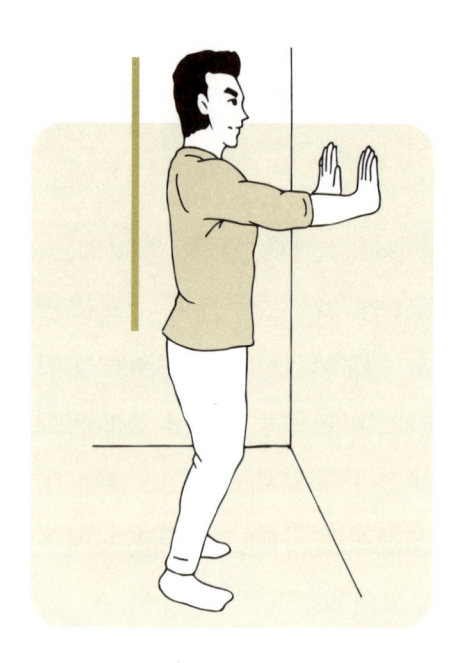

▲ 身體保持直立，雙手可以支撐在桌子、椅子或牆上。

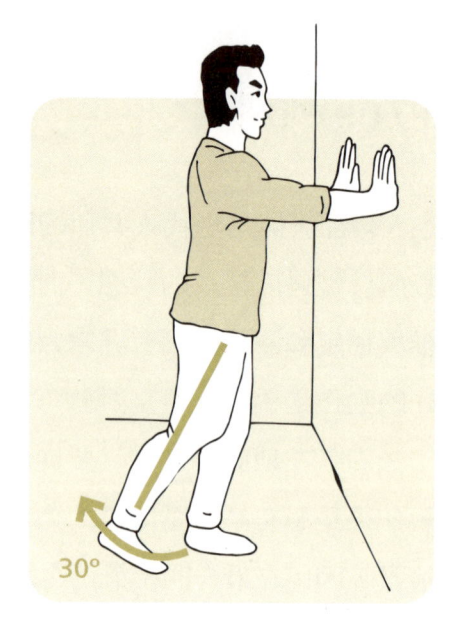

▲ 一隻腳伸直往後抬起，幅度最多不超過30度。

站姿外展訓練

下一步要訓練的是臀部外側的肌肉，這些肌肉負責控制骨盆、穩定髖關節，有助於改善步態，而部分的膝關節傷害也與臀部外側肌肉力量不足有關。通常建議靠牆側棒式與站姿外展訓練可以一起搭配訓練，因為屬於同一個運動鏈，前者的重點在於穩定，後者則聚焦在活動。

❶ 採取站姿，身體保持直立，雙手可以支撐在桌子、椅子或牆面

上以維持平衡。

❷ 將一隻腳往側邊抬起,最多不超過40度,在該位置停留3～5秒再放下。

❸ 做10～15下後再換邊,兩邊做完為1組,每次重複3～4組。

❹ 注意在側抬大腿時,身體不能朝反向傾斜,腰椎也不能出現側屈。

❺ 髖關節的構造向外展最大的活動角度是45度,如果抬腿過高,就會讓腰椎代償。假如一開始只能抬起20度,就從20度開始訓練,再慢慢延展活動度。

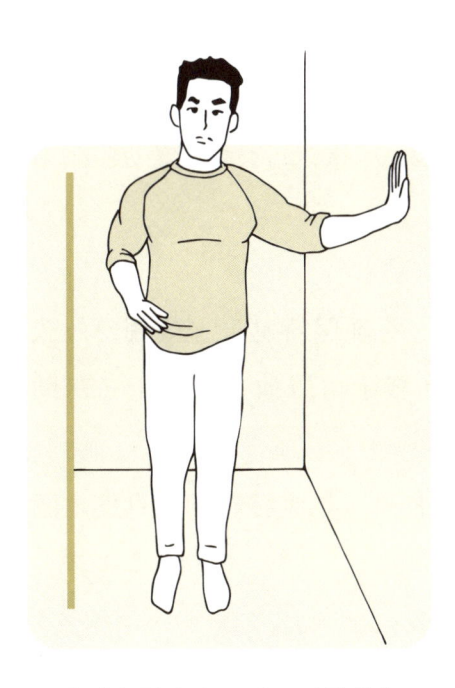

▲ 身體保持直立,手可以扶著桌子、椅子或牆壁維持平衡。

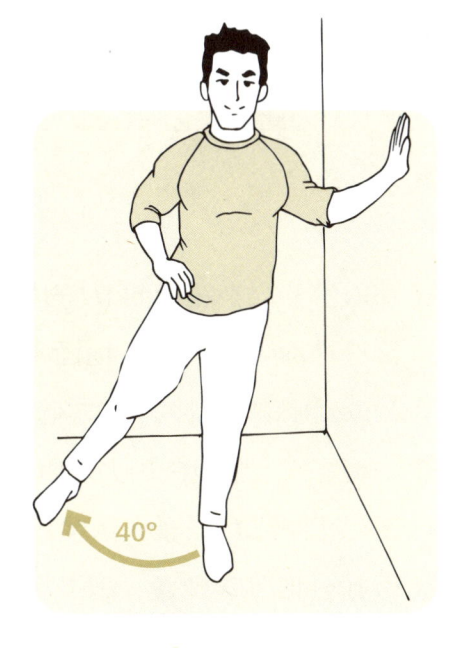

▲ 一隻腳往側邊抬起,最多不超過40度。

大腿肌肉訓練

坐姿大腿伸展

　　大腿前側的肌肉負責伸展小腿,是下肢最重要的肌肉群。在肌肉量流失的過程中,下半身首當其衝的就是股四頭肌,這也是大部分高齡族舉步維艱的原因。股四頭肌在人類起身的時候負責伸展膝關節,強化之後有利於站立與行走。另外,雖然我們知道深蹲動作對於增進整體下肢肌力有非常全面的貢獻,但對於肌肉乏力的人而言,限制他們無法完成深蹲主要問題點多半是股四頭肌無力。因此,強化股四頭肌的訓練可以說是打造深蹲動作的重要拼圖之一。

❶ 採取坐姿,坐在椅面1/2的位置,背部保持挺直,雙腳自然放置於地面,讓大腿與地面平行。雙手可以放在大腿上,有助於感受肌肉收縮,增加本體感受。

❷ 一隻腳的大腿肌肉用力,將小腿抬高,抬到膝關節伸直與地面平行時停留1～2秒,再慢慢放下。

❸ 做10～15下後換邊,兩邊都做完為1組,每次重複3～4組。

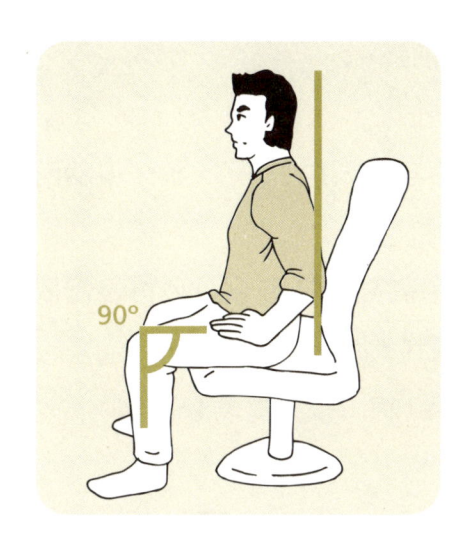

▲ 坐在椅面1/2的位置，背部打直，雙腳自然放置在地面，雙手可以放在大腿上。

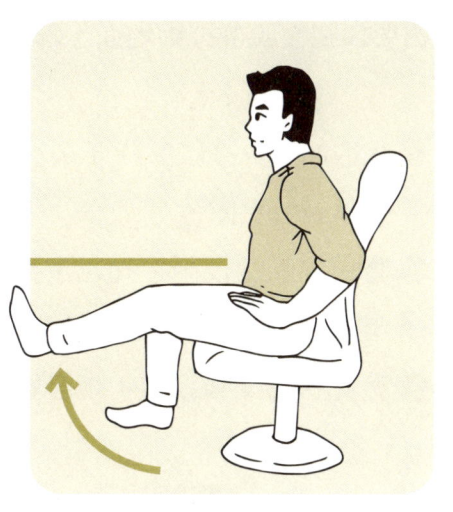

▲ 大腿肌肉用力將小腿抬高至膝關節伸直與地面平行。

　　做這個動作時需要控制速度，避免用力把腿往前踢。如果有退化性關節炎或其他膝關節相關問題，在不會感到疼痛的範圍內活動即可。另外，身體不能跟著腿部動作產生前後晃動。

站姿大腿彎舉

　　訓練完大腿前側的股四頭肌，也要強化大腿後側的腿後肌群。與股四頭肌的功能剛好相反，腿後肌群是負責將小腿勾回來（遠端固定時也負責伸展髖關節），與股四頭肌共同維持膝關節的正常功能。在步行時，除了靠股四頭肌將腿往前邁開之外，還

需要靠腿後肌群拉動地面，讓身體前進。

❶ 採取站姿，身體保持直立，雙手可以支撐在桌子、椅子或牆面上以維持平衡。
❷ 將一隻腳往後向上勾起，抬到最高點時停留1～2秒再慢慢放下，目標是能讓抬起的小腿接觸到大腿。
❸ 做10～15下後換邊，兩邊做完為1組，每次重複3～4組。

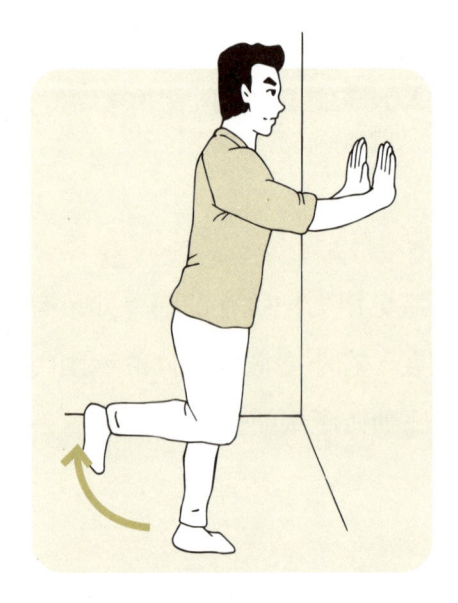

▲ 一隻腳往後向上勾起，抬高到最高點後再慢慢放下。

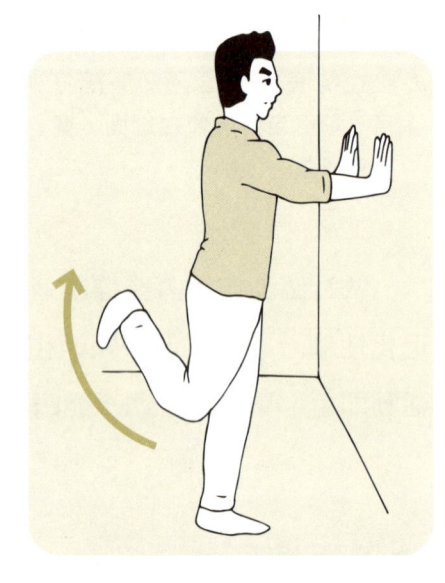

▲ 目標是能讓抬起的小腿接觸到大腿。

　　由於大腿前後側的肌力必須平均，所以可以在同一天練習坐姿大腿伸展與站姿大腿彎舉，以達到整體強化大腿的效果。

小腿肌肉訓練

　　小腿肌肉是增進步行效率最主要的肌肉，同時可以吸收雙腳觸地時的衝擊，如果小腿過度虛弱，也會降低高齡族的平衡能力。另一方面，下肢的靜脈血液回流靠的是小腿肌肉收縮，會對血管產生幫浦作用協助循環系統工作，因此小腿肌肉不夠發達也容易導致下肢體液滯留，甚至會引起靜脈曲張。

站姿舉踵

1. 採取站姿，身體直立，雙手可以支撐在椅子、桌子或牆面上以維持平衡。
2. 雙腳併攏並讓腳尖朝前，利用腳掌前側的力量盡量將腳跟提起，在最高點停留1～2秒，再慢慢將腳跟放回地面。
3. 每組10～15下，每次重複2～3組。
4. 這個動作要以前腳掌內側為支點將腳尖墊起來，動作必須直上直下，不能讓重心跑到腳掌外側導致足底塌陷，所以整個動作的速度要放慢，每下都要確認腳底有明確分配好重心之後再抬起。如果可以的話，在腳跟夾一顆網球有助於避免這個問題的發生。

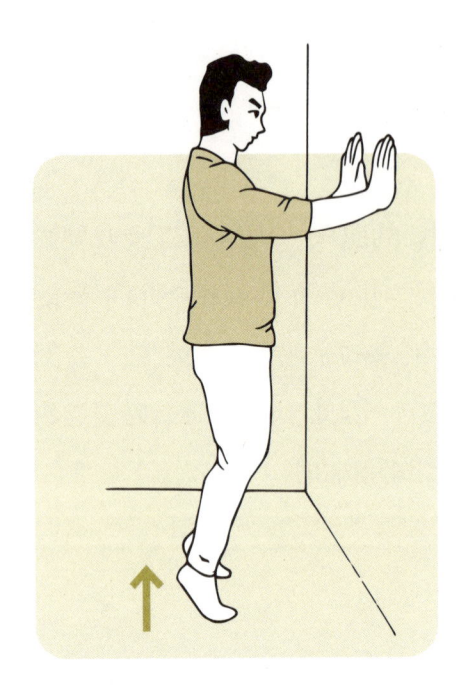

▲ 用腳掌前側的力量盡量將腳跟抬起。

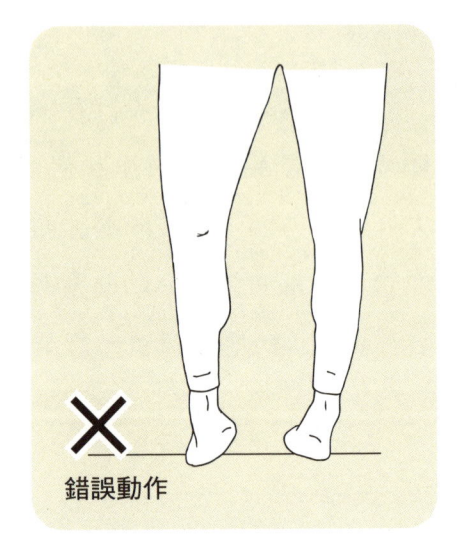

錯誤動作

▲ 不能讓重心跑到腳掌外側而導致足底塌陷。

　　在做舉踵訓練的前後都必須伸展小腿，維持肌肉的柔軟度與肌腱的健康。另外，由於小腿屬於小肌肉，如果過去完全沒有訓練過的話，一開始隔兩天練一次即可，不用太過密集，以免造成足底筋膜與跟腱的不適。

上肢訓練

推牆伏地挺身

　　上肢推力訓練最重要的就是伏地挺身，除了活動身體前側的肌肉之外，可以讓我們學習如何從地面將自己推起來，但對於高齡族來說，即便是跪姿伏地挺身都屬於相當大的挑戰，所以可以先從推牆的方式開始。而推牆伏地挺身的軀幹狀態與靠牆棒式完全相同，在初級篇掌握好棒式的技巧，就可以避免做伏地挺身時腰椎往下垮掉的問題。

❶ 站在牆壁正前方，身體維持直立，雙腳打開與肩同寬。雙手扶在牆上，距離比肩膀略寬即可。
❷ 雙腳往後退1～2步，讓身體略微朝牆面傾斜，雙手的位置應該在肩關節的高度，上臂與軀幹的夾角約維持135度。
❸ 吸氣時彎曲手肘，慢慢讓身體朝著牆面的方向靠近，手肘彎曲到90度就可以吐氣出力推回。
❹ 每組10～15下，每次重複3～4組。
❺ 假如基本動作都沒有問題，想要進階的話，可以讓雙腳站立的位置再往後退，或是支撐在高度較低的桌子或床沿上。

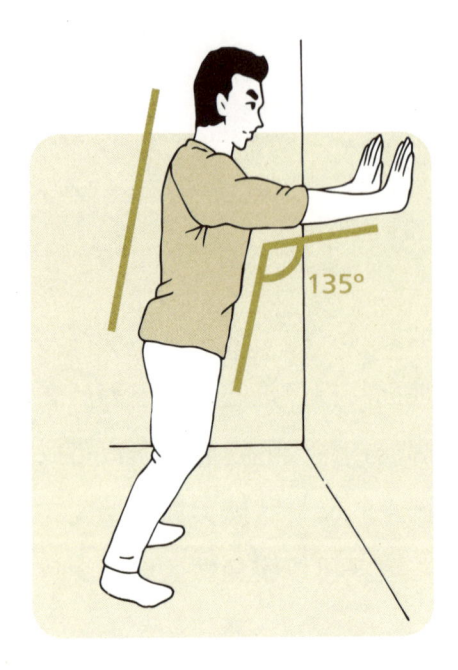

▲ 身體維持直立，雙腳向後退1～2步，讓身體略微朝牆面傾斜。

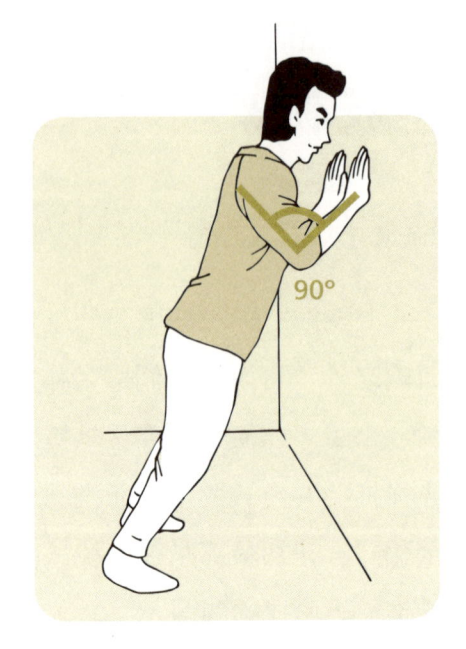

▲ 彎曲手肘，慢慢讓身體朝著牆面的方向靠近，手肘彎曲到90度就可以出力推回。

　　所有的伏地挺身動作都一定要避免兩個問題：聳肩與塌腰。以推牆伏地挺身的難易度而言，較不用擔心會出現由於核心無力而導致腰部塌掉過伸的狀況，相對來說反而容易出現聳肩。所以在進行伏地挺身時，需要快速地檢視自己的肩頸是否不自覺得出現緊繃感？有的話極有可能就是聳肩了。在運動過程之中要時時提醒自己將雙肩往外側推出，想像肩膀離耳朵愈遠愈好！同時要保持雙手手肘與身體之間夾角大約在45度，若是愈往上抬，則愈容易聳肩。

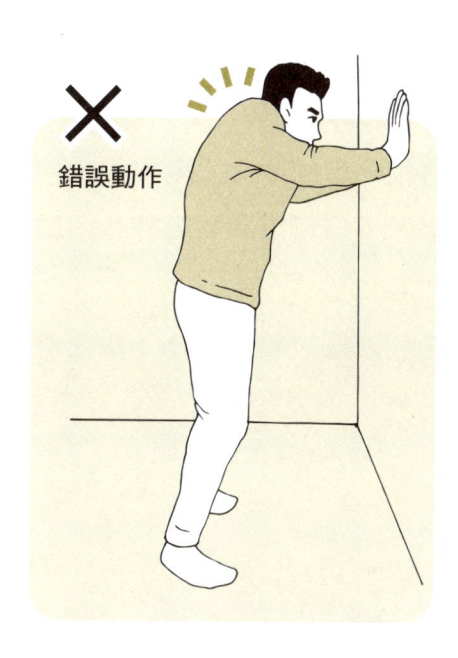

▲ 推牆伏地挺身時要注意出現聳肩的狀況。

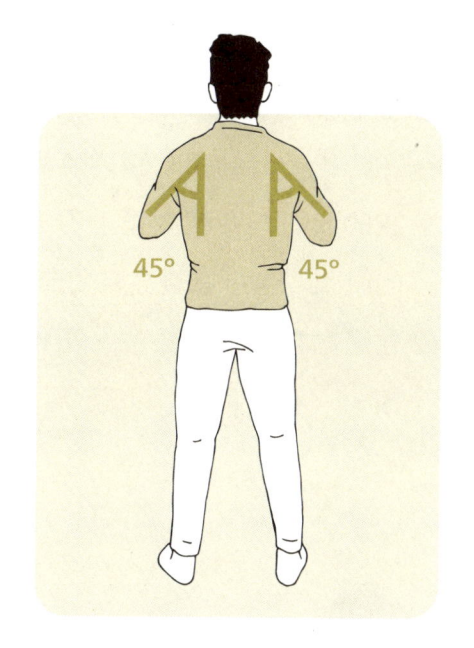

▲ 時時提醒自己將雙肩向外推出，雙手手肘保持45度的夾角，藉此避免聳肩。

俯身反飛鳥

　　這屬於上肢拉力的訓練動作，目標是強化上背的肌肉群，可以有效改善高齡族常見的圓肩與駝背這類不良姿勢，讓身體前後側肌肉的強度可以得到平衡。由於上背部的肌肉都是屬於小肌肉，主要是以鍛練耐力為主，徒手訓練也能收到很好的效果。

❶ 採取坐姿，坐在椅面1/2的位置，身體前傾到大約維持45度的位置，同時軀幹需要保持中立的排列。雙手手臂自然下垂並

伸直在兩腳旁，同時大拇指朝前比出「讚」的手勢。
❷ 雙手保持伸直的狀態往上方抬起，抬到與地面平行的高度。
❸ 在抬起手臂的同時讓肩胛骨往脊椎的方向收回，原本朝前比讚的大拇指會朝向正上方。這麼做不但可以訓練肩胛骨內側的肌肉，也可以製造肩關節的空間。
❹ 在最高點維持1～2秒，再慢慢下放。每組12～15下，每次重複3～4組。

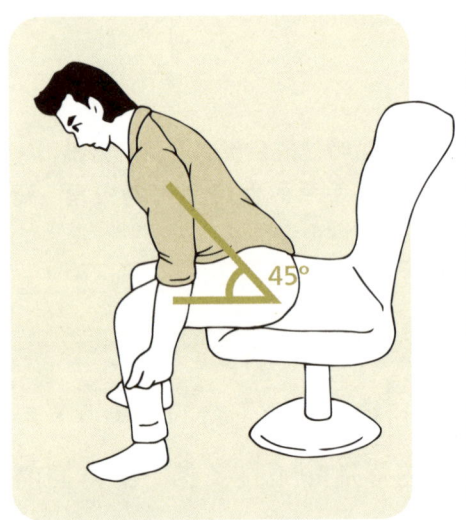

▲ 身體前傾45度，手臂伸直，大拇指朝前方比「讚」。

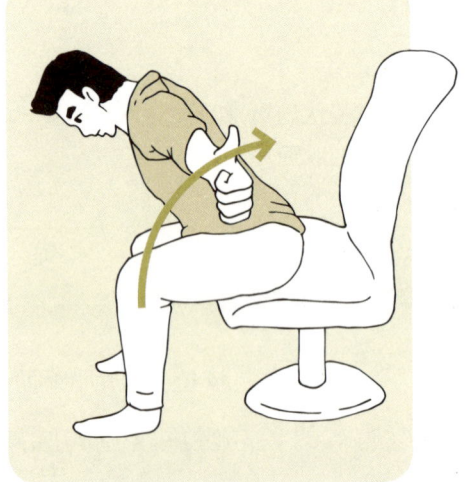

▲ 將手臂抬起到與地面平行的高度，同時將肩胛骨往脊椎的方向收回，此時比讚的大拇指會朝向正上方。

為了要有效訓練到目標的上背肌肉群，因此身體要維持前傾45度，否則受力的肌肉群將會轉移到肩膀外側的部位。必須注意這個動作在開始感覺到疲勞時會不自覺改變身體的角度，同時也要避免出現聳肩。

以上中級篇的訓練正式加入一些徒手的肌肉群訓練。在沒有負重的狀態下，我們可以用緩慢、有節奏的方式來完成每次的訓練，同時只要有配合好呼吸，不需要太過顧慮是否會造成任何的傷害。每天可以挑選不一樣的部位來練習（例如：今天訓練上半身，隔天鍛鍊下半身），也可以選擇自己比較弱的身體部位做針對性的強化。由於這些動作較為簡單，即便每天訓練都可以。

每個動作的建議次數（像是10～15次）只是一個大方向，如果你覺得做到15下了，感覺還算輕鬆，可以試著把次數加到20下。只要可以輕鬆執行4組以上的20下，就可以開始挑戰高級的動作了。需要注意的是，並不是所有中級篇的動作都要達標後才能進入高級篇。有些人可能下肢力量較強，覺得初中級的動作都很容易完成，但是上半身還需要一段時間的練習，那麼就可以分開進行不同難易階段的訓練。最重要的就是配合自己的身體狀況和節奏，一步一步來！

11 居家訓練高級篇

　　經過初級篇和中級篇的練習，我們已經讓身體習慣運動的節奏，累積足夠的肌力與靈活度，對自己的能力也建立起信心，這時便可以進入高級篇的進階訓練，開始練習完整的基本動作模式，像是深蹲、硬舉和伏地挺身等動作。如果在完成高級篇的訓練後，對於進一步鍛鍊自己的身體有興趣，便可以嘗試前往健身房或相關訓練場所，透過專業的器材和從業人員的協助與引導，往更上一層樓的階段邁進！

關節活動度訓練

　　現代人在身體素質上最欠缺的元素之一就是柔軟度，是造成諸多健康問題的主因，因此格外重要。著名肌力體能訓練大師丹・約翰（Dan John）曾說過：「如果某一件事很重要，那麼就

要每天做。」例如：刷牙、上廁所，甚至是伸展！一天內找機會頻繁地做伸展可以縮短久坐的時間，促進關節潤滑液大量分泌，同時舒緩肌肉緊張所帶來的不適。因此在高級篇中伸展身體以及相關活動度訓練的範圍也會更廣。

肩頸伸展

這個動作是伸展肩頸周圍的肌肉。斜方肌的過度緊張是來自於現代人彎腰駝背的不良習慣、高度的生活壓力與錯誤的呼吸模式所導致。這些肌肉群的短縮會導致肩頸痠痛、腦部供氧不足、頸椎活動度受限，甚至引起偏頭痛，因此需要經常放鬆。

1. 平穩坐在椅子上（或採站姿），上半身維持直立，自然呼吸。
2. 讓頭部往一邊側屈，同時對側肩關節往下壓，讓耳朵與肩膀的距離拉到最遠。
3. 保持大約40～50％的伸展力量來維持這個姿勢（切忌過度用力），持續10～30秒。同時做腹式呼吸，可以降低交感神經的敏感度，幫助肌肉釋放壓力。
4. 一邊做完後，再換伸展另外一邊的肩頸肌肉，兩邊都做完為1組，每次重複3～4組。
5. 除了頭部側屈，也可以斜下側轉45度，以同樣的方式伸展，可以拉伸到另外一塊容易讓肩膀緊張的提肩胛肌。

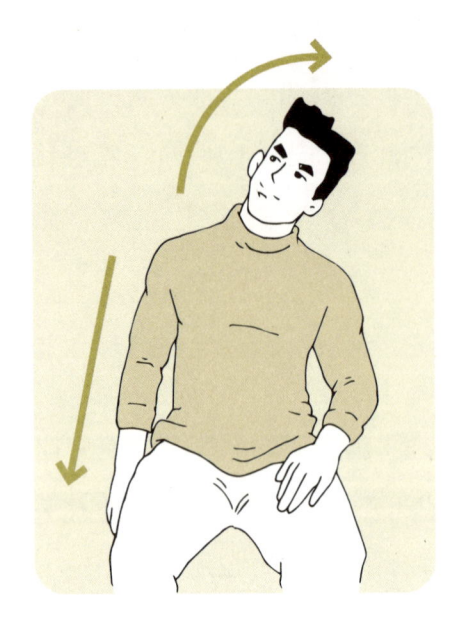

▲ 頭部往一邊側屈，同時對側肩關節向下壓，讓耳朵跟肩關節的距離拉到最遠。

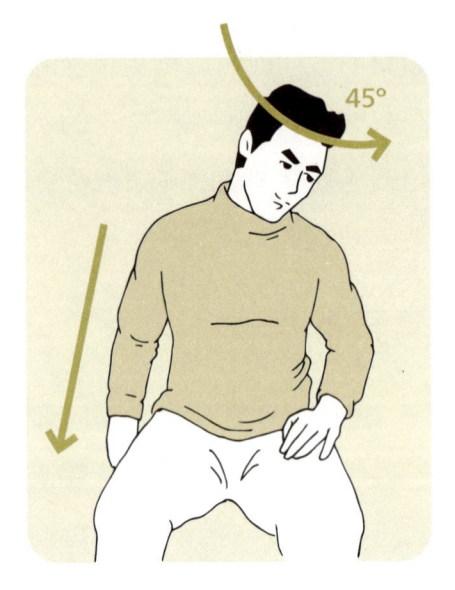

▲ 除了頭部側屈，也可以斜下側轉45度來拉伸提肩胛肌。

　　由於頸椎是人體最脆弱的關節，特別對於高齡族而言更是如此，因此這個伸展動作建議完全自主執行，不要讓他人從旁進行被動伸展，自己才最清楚力道該如何拿捏，隨時可以調整強度。我們在國內外新聞常常會看到很多人在被動伸展（或整脊）時，不慎傷害到頸椎，所以在做肩頸相關的動作時必須再三注意。

胸肌伸展

軀幹前側的肌肉（胸大肌、胸小肌）的過度緊張是導致圓肩、駝背與肩關節退化的主要罪魁禍首，所以要適當地針對這些肌肉做伸展與放鬆。

1. 採取站姿，身體直立，雙腳打開與肩同寬，維持穩定，雙手伸直並手指交叉放在身後。
2. 吐氣時肩胛骨往身體內側收，同時將雙手伸直，會感覺到肩膀前側的肌肉往後延展。
3. 維持在這個姿勢10～30秒為1組，同時要記得保持深呼吸。每次重複4～5組。

在做這個伸展動作時，軀幹的姿勢應該保持不變，所以需要留意肋骨是否有明顯地往外開？或是骨盆有往前頂？很多人會不自覺讓腰椎過度往前伸展，如此一來反而會增加下背部的壓力，造成不良影響。

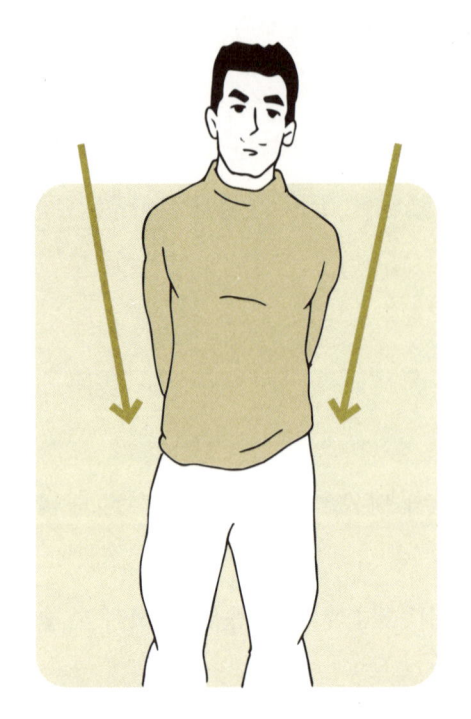

▲ 採取站姿,身體直立,雙腳打開與肩同寬,雙手伸直並手指交叉放在身後。

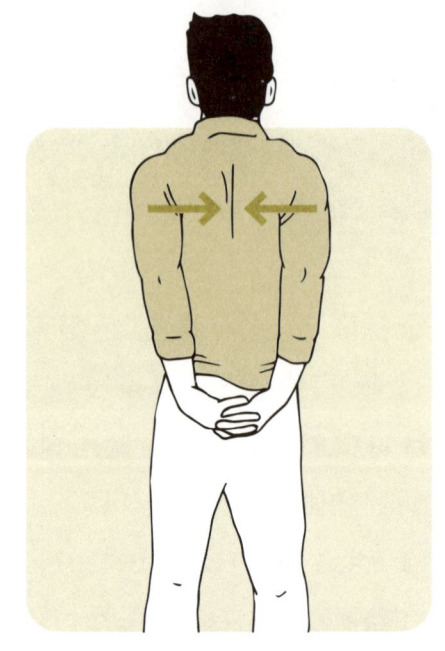

▲ 吐氣時肩胛骨往身體內側收,同時雙手伸直,會感覺到肩膀前側肌肉向後伸展。

肱三頭肌伸展

　　高齡族手臂多半沒有辦法伸直，除了肌力不足之外，手部的肌肉長度不足也是原因之一。這個伸展動作透過毛巾的輔助，可以自行調整針對肩關節與肘關節的強度，而且能夠從上下兩個方向做到牽拉的效果，利用不同的角度同時啟動肩關節與肘關節的肌肉群。

❶ 採取站姿，身體直立，雙腳打開與肩同寬，維持穩定。

❷ 一隻手握住毛巾，從身體後方垂下，另一隻手伸到背後握住垂下的毛巾。

❸ 伸展時，下方的手出力把毛巾往下拉，讓上方的手部肌肉透過毛巾的牽引得到伸展。目標是可以讓上臂與地面垂直，並讓肘關節完全彎曲。

❹ 維持伸展的姿勢10～30秒，保持呼吸，然後放鬆。

❺ 接著換上方的手伸直，將毛巾往上提，如此一來會伸展下方手臂與肩膀前側的肌肉，同樣維持10～30秒。

❻ 上下方的手臂反覆伸展5～10下後換邊，原本在上方的手換到下方，下方則抬到上方，兩邊都做完為1組，每次重複2～3組。

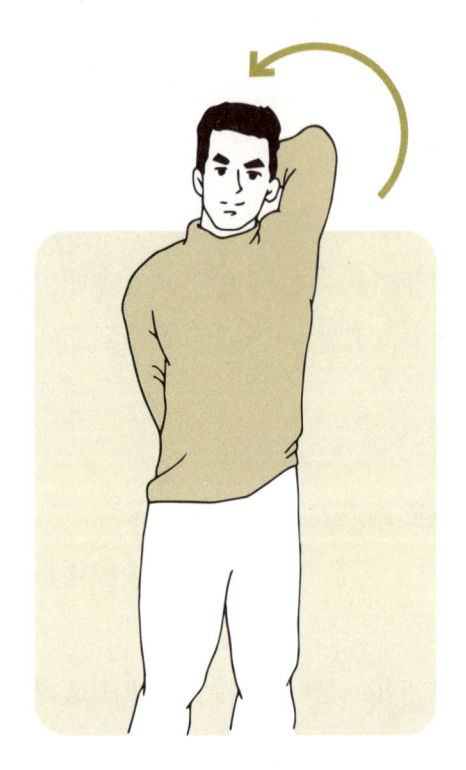

▲ 一隻手握住毛巾，從身體後方垂下，另一隻手伸到背後握住垂下的毛巾。

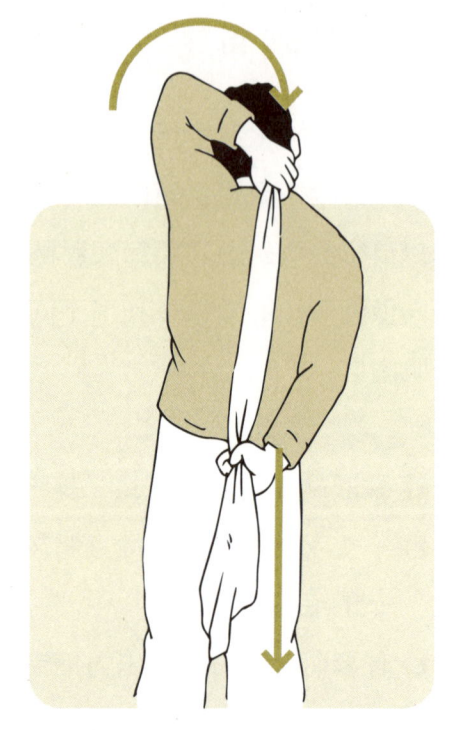

▲ 下方的手出力將毛巾往下拉，讓上方的手部肌肉透過毛巾的牽引來得到伸展。

　　肩關節有退化性關節炎或是損傷的人要特別注意，在自己可以控制且不會感覺疼痛的範圍之下進行伸展即可。這個姿勢由於雙手都背在身後，對某些不習慣這個動作或柔軟度較差的人來說會很彆扭，所以伸展時要以自己感覺自然為原則，同時一定要維持自然且順暢的呼吸。

屈髖肌伸展

由於缺乏身體活動與久坐的生活方式，現代人的屈髖肌多半處於短縮的張力狀態，進而將骨盆往前拉扯，同時讓腰椎過度伸展，便會產生很多下背部疼痛等相關問題，更影響到高齡族的行走步態。適當拉長屈髖肌對於整體下肢正確的排列有非常正面的幫助。

❶ 站在椅子或桌子前面，雙手扶在椅背或桌面上，身體保持直立。

❷ 一隻腳往後跨步，腳尖著地，膝關節保持最小幅度的彎曲，支撐腳隨之微微下蹲。此時身體不能前傾，仍然需要保持直立。

❸ 在這個位置停留1～2秒，會感受到髖關節與大腿前側肌肉的伸展。接著再把後腳收回來，做10～15下再換腳，兩邊都做完為1組，每次重複2～3組。

伸展的那隻腳往後跨的距離以自身柔軟度允許的範圍為主，如果跨步太大就容易牽動到骨盆，同時腹部也要維持核心緊繃，避免腰椎過度伸展。另外，身體的重心要放在前腳上，往後跨步時要控制住重心不要向後倒，造成姿勢不穩定。

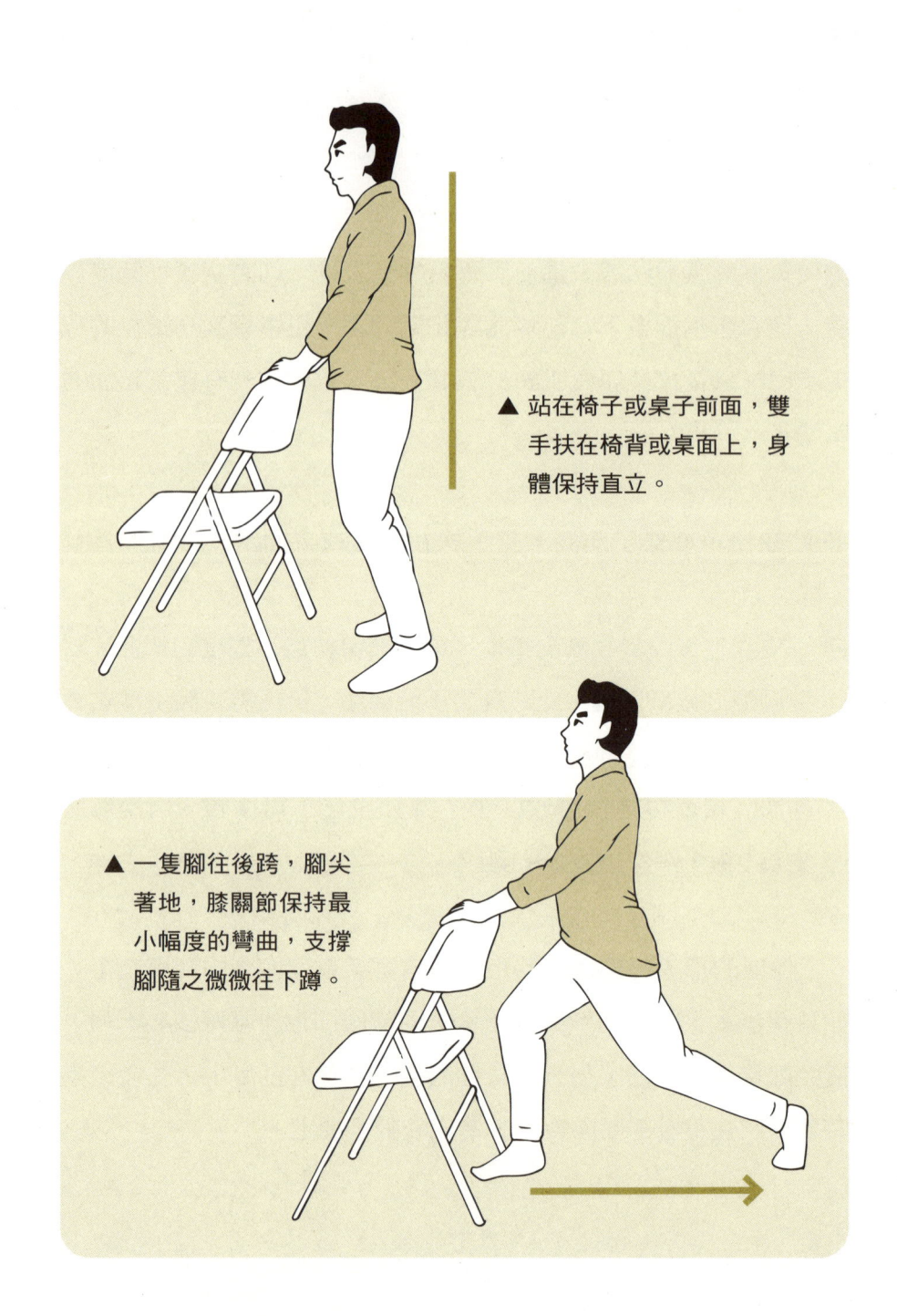

▲ 站在椅子或桌子前面，雙手扶在椅背或桌面上，身體保持直立。

▲ 一隻腳往後跨，腳尖著地，膝關節保持最小幅度的彎曲，支撐腳隨之微微往下蹲。

站姿腿後肌伸展

這個動作是採取站姿來伸展大腿的後側肌肉群，可以與屈髖肌伸展同時進行，對於提升髖關節整體靈活度會有更完整的功效。此外，也可以作為後續髖關節絞鏈和硬舉動作的準備訓練。

❶ 採取站姿，身體直立，雙手自然下垂或叉腰。
❷ 將一隻腳往前推出，腳跟著地、腳尖朝上，同時吐氣，臀部往後移動，感覺是要用臀部去關上一扇門，讓身體在髖關節處對折，胸部朝著大腿前側貼近，身體依然保持中立。
❸ 這個時候，兩隻手可以扶在伸直腳的大腿前側，除了維持穩定以外，也可出一點力量將大腿輕輕往下壓以增加強度。在身體往前傾的最低點停留1～2秒，會感覺到腿肌群的伸展。然後在吸氣時慢慢起身。做10～15下後換邊，兩邊都做完為1組，每次重複3～4組。
❹ 與初級篇的坐姿體前彎相同，都必須避免身體過度往前捲曲，以免給下背部帶來太多不必要的壓力，因此要專注將臀部向後推，同時保持抬頭挺胸的姿勢把軀幹往下壓。

如果髖關節前後側肌肉的長度都可以維持在理想的狀態之下，就能大大解決高齡族身體活動限制的問題，因此腿後肌群和屈髖肌需要經常做伸展，增加柔軟度。

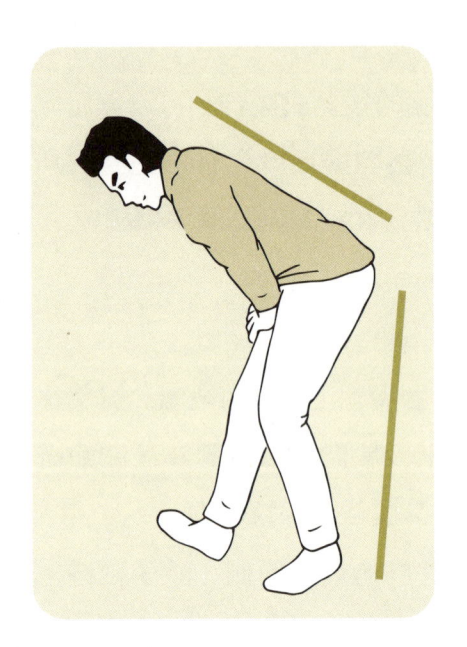

▲ 一隻腳往前推出，腳跟著地、腳尖朝上。同時吐氣，將臀部往後移動，讓身體在髖關節對折。

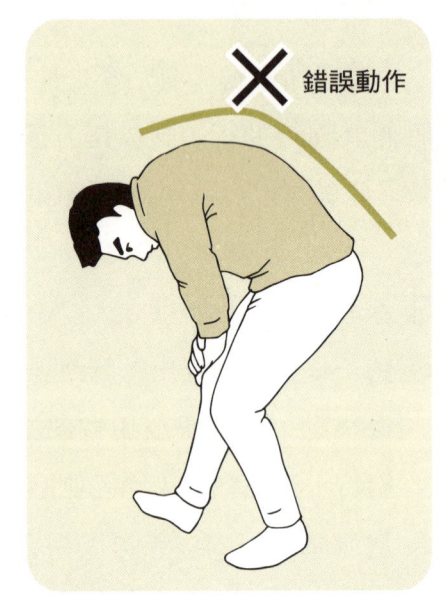

▲ 身體應保持中立，避免過度向前彎曲，給下背部帶來太多不必要的壓力。

平衡訓練

在進行高級篇的平衡訓練之前，必須要確保中級篇的單腿平衡動作至少能維持30秒以上，等到有了基本的穩定身體能力，可以維持單腿的姿勢不動並控制住自己的重心後，我們就要開始試著透過改變身體的高度來做進一步挑戰。

單腿前觸

這個動作在於提升高齡族身體重心往前移動時，最大程度穩定自身的能力，不僅與日常生活中的一些功能性動作相似（如俯身撿東西），也有助於預防跌倒。與之前基礎的平衡訓練一樣，如果可以赤腳訓練效果的最好，就算穿鞋的情況下，也需要讓腳底維持縮足的狀態。

❶ 單腳站立，身體維持直立，雙手自然下垂。
❷ 骨盆往後移動的同時，軀幹往前傾，讓支撐腳的對側手輕輕碰觸支撐腳大腿中間，然後再起身回到單腳站立的姿勢。
❸ 一邊做10～15下後換邊，兩邊做完為1組，每次重複3～4組。
❹ 如果動作過程中身體有出現不穩，可以讓抬起的那隻腳踩到地面上重新取得平衡，然後再離地，目標是1組之內抬起腳都

可以不用放下來。

❺ 頸椎維持中立,不能過度仰頭,也要避免頭部姿勢過低,同時讓視線看向正前方,有助於保持平衡。

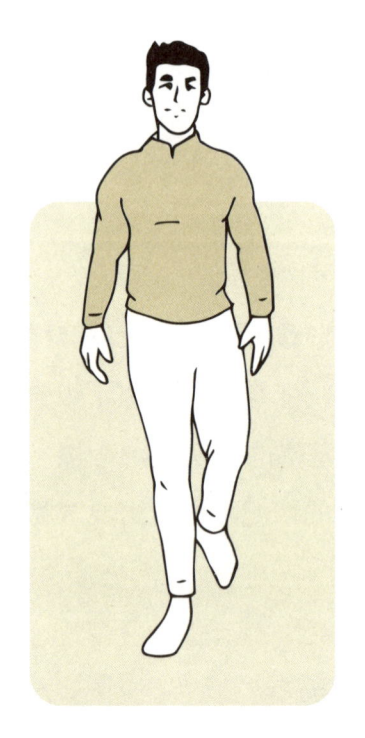

▼ 單腳前觸側面示意圖。

▲ 單腳站立,身體維持直立,雙手自然下垂。

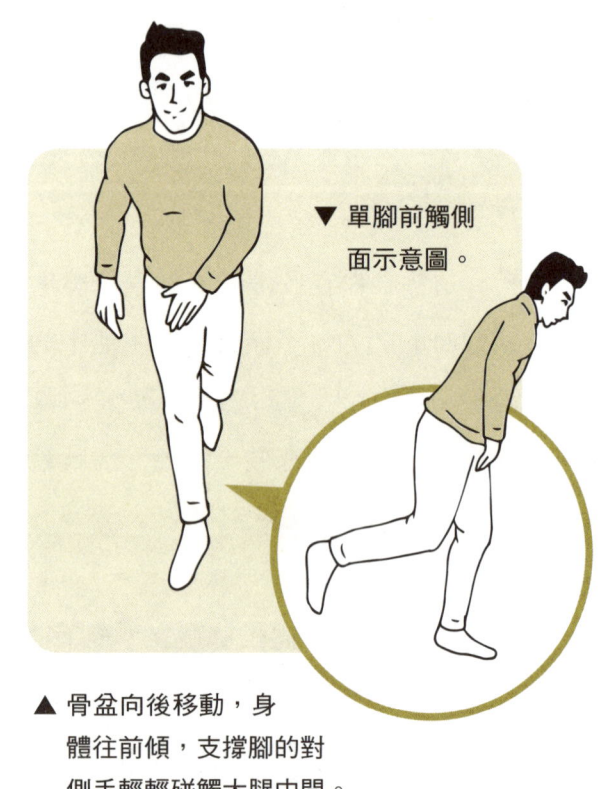

▲ 骨盆向後移動,身體往前傾,支撐腳的對側手輕輕碰觸大腿中間。

達到設定的目標（抬起腳都不需要接觸地面幫助身體穩定），下一個階段就是加大活動範圍，讓手往下摸膝蓋；可以毫無壓力摸到膝蓋之後，再進階就是摸到小腿；如果前觸摸小腿是小菜一碟以後，可以考慮在手上外加負重來加大難度了！

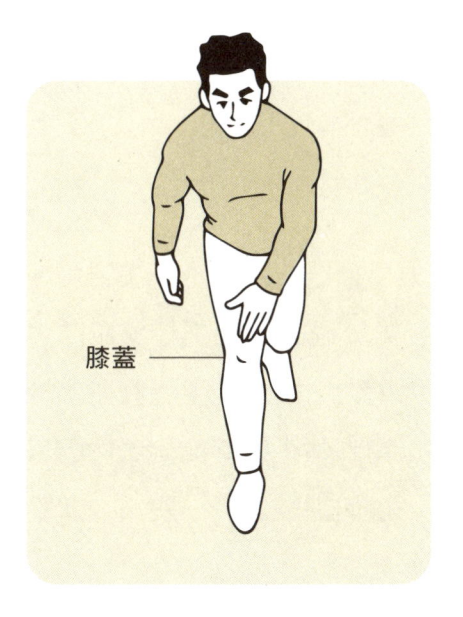

膝蓋

小腿

▲ 熟悉動作之後可以加大活動範圍，向下觸摸到膝蓋的位置。

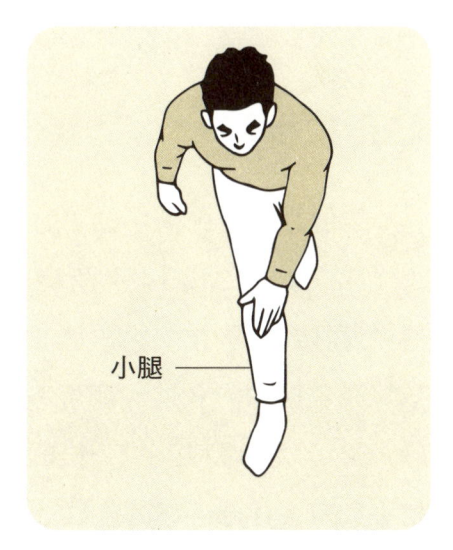

▲ 如果摸到膝蓋也沒有問題，再進階就是摸到小腿。

核心訓練

在高級篇的核心訓練，我們會開始練習一些即便對於年輕人來說都很有效的訓練動作。在家裡執行這些動作時只需要準備一張瑜珈墊即可，而且只要沒有出現不適，就算每天都做也沒有問題！核心肌肉的強化是所有負重訓練的基礎，唯有創造了良好的核心功能，才可以在身體各種訓練時沒有後顧之憂，迅速地看到進步與效果！

修正式捲腹

這個動作是由著名的下背生物力學權威斯圖亞特・麥吉爾博士（Dr. Strart McGill）所提出。有鑑於過去人們訓練腹肌時會高度反覆彎曲胸椎，嚴重造成下背部壓力，因此他主張腹肌訓練以等長收縮的方式進行即可，既可以達到強化軀幹前側肌肉的目的，又可以大幅度減少脊椎的負擔。這個訓練對於一般人、運動選手和有下背部疼痛的族群都非常適合。

❶ 仰臥在地面，下巴微收，讓身體維持中立的排列。雙手交叉放在背後腰椎的位置提供支撐。如果因為肩關節活動度的限制，手沒辦法放在下背部的話，可以改墊一條毛巾，然後讓雙手平放在身體的兩側。

❷ 維持頸椎的角度,吐氣時腹肌出力,把上背部(肩胛骨的上緣)微微抬離地面即可,並維持在這個高度1〜2秒,再慢慢將後腦杓放回地面。

❸ 每組10〜15下,每次重複3〜4組。

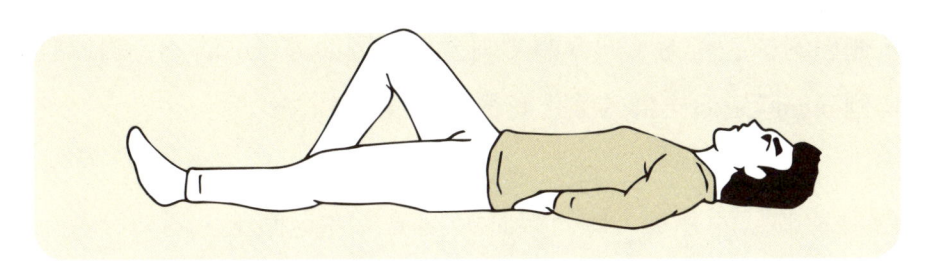

▲ 仰臥在地面,下巴微收,身體維持中立排列,雙手交叉放在背後腰椎位置提供支撐。

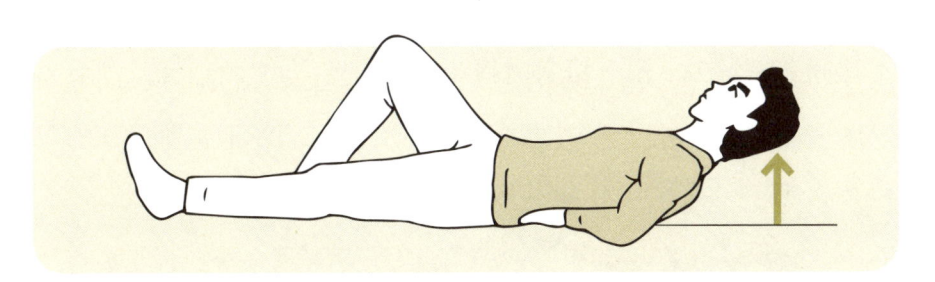

▲ 維持頸椎的角度,吐氣時腹部出力將上背部微微抬離地面。

這個動作有別於傳統的仰臥起坐或其他腹肌訓練動作,速度絕對不能過快,而要有意識地掌握呼吸與節奏。同時,要確保是透過腹肌收縮,微微彎曲胸椎將上背部抬起,而不是彎曲頸椎,時時刻刻注意脖子的位置是否維持自然。

側棒式

我們在中級篇學會靠牆側棒式,現在身體應該準備好支撐在地面上了。如果覺得有些勉強,沒關係,找到一個適合自己的高度繼續訓練。正如前面所提到,側棒式訓練的不只能提升身體對抗側屈的核心能力,還會順帶刺激到髖關節外側的肌肉,對於整條側面筋膜鏈肌肉群的強化有很大的貢獻。

❶ 採取側臥的姿勢,彎曲手肘90度支撐在地面上,同時骨盆也放置在地上。雙腳伸直併攏,也可以交疊或前後串連。

❷ 將骨盆抬起,維持棒式的姿勢,整個身體呈中立排列。目標是可以支撐到30秒,然後回復到預備姿勢,換側臥另外一邊,兩邊都完成為1組,每次重複2〜3組。

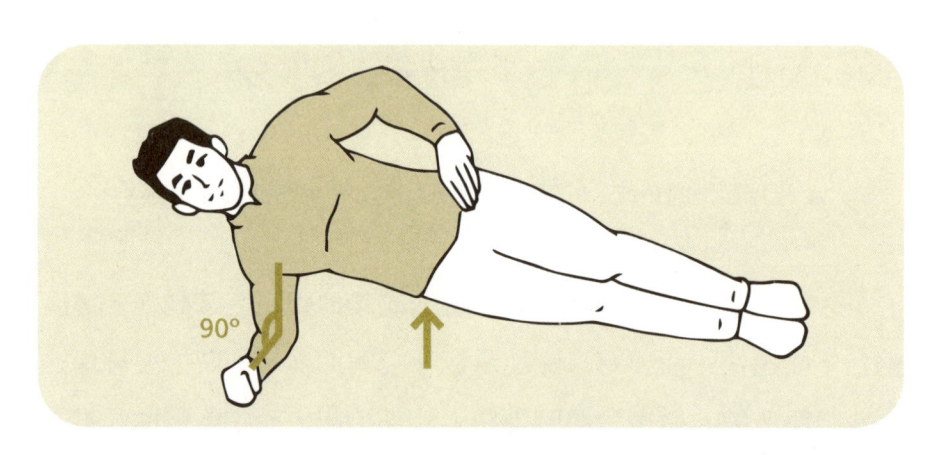

▲ 彎曲手肘90度支撐在地面上,將骨盆抬起,維持棒式的姿勢。

側棒式最容易出現兩個問題：首先是聳肩，多半由於支撐手的肩胛骨沒有積極往外推出去，結果反而會造成頸部肌肉緊張，因為大部分人的焦點都放在軀幹上，是個容易忽略掉的細節；其次是身體往前旋轉，棒式又稱「平板支撐」，顧名思義不管是一般的棒式或是側棒式，身體都應該像塊木板一樣維持平整，如果發現身體往前側倒就需要調整回來。

　　如果伸直雙腿的動作太困難，或是膝關節有受傷而感到疼痛的話，也可以採取屈腿的姿勢，其餘所有動作的要求則不變。

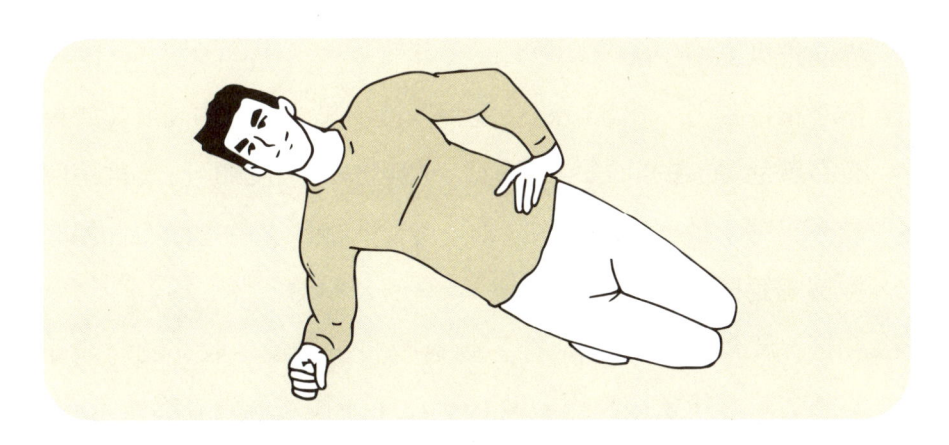

▲ 如果伸直雙腿有困難，或膝關節有受傷而感到疼痛，可以採取屈腿的姿勢，其餘動作要求則不變。

鳥狗

　　鳥狗是提升身體對抗旋轉與維持脊椎伸展的動作，可以很有效啟動軀幹後側的肌肉。這個動作的難度不在於忍受高反覆次數時乳酸堆積的灼熱感，而是手與腳活動時要可以控制住身體維持等長的收縮與平衡。如果是有肩關節或膝關節不適的人，無法維持俯撐姿勢的話就不要勉強，可以另外尋找其他替代動作。

❶ 採取四足跪姿俯撐在地面，雙手的位置在肩關節正下方，雙膝的位置則在髖關節正下方。軀幹維持中立的排列，將肩胛骨積極前推以支撐手部。

❷ 核心維持張力，吐氣時將一隻手慢慢抬起至頭部的高度（如果有關節活動度的問題，則抬到身體容許的角度即可）。維持四肢「三點不動一點動」的原則，身體不能隨著抬手而有任何的旋轉與側移。

❸ 在最高點維持1～2秒之後，吸氣時將手慢慢地收回到肩關節正下方，然後重複動作。做10～15下後換邊，兩邊都做完為1組，每次重複2～3組。

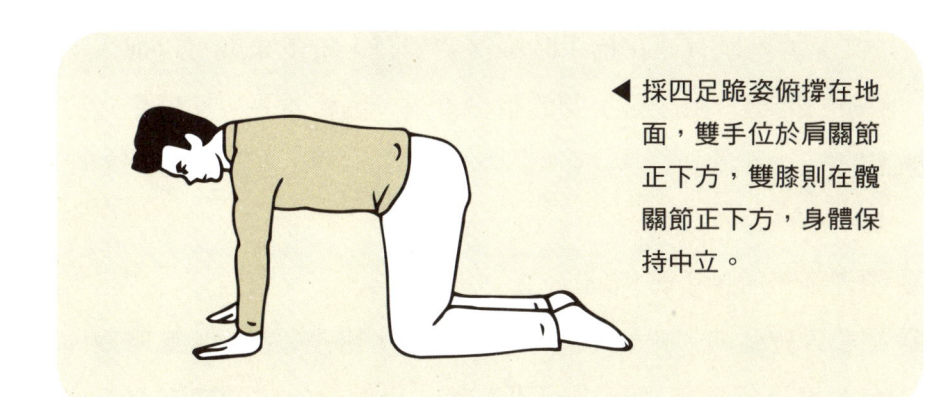

◀ 採四足跪姿俯撐在地面，雙手位於肩關節正下方，雙膝則在髖關節正下方，身體保持中立。

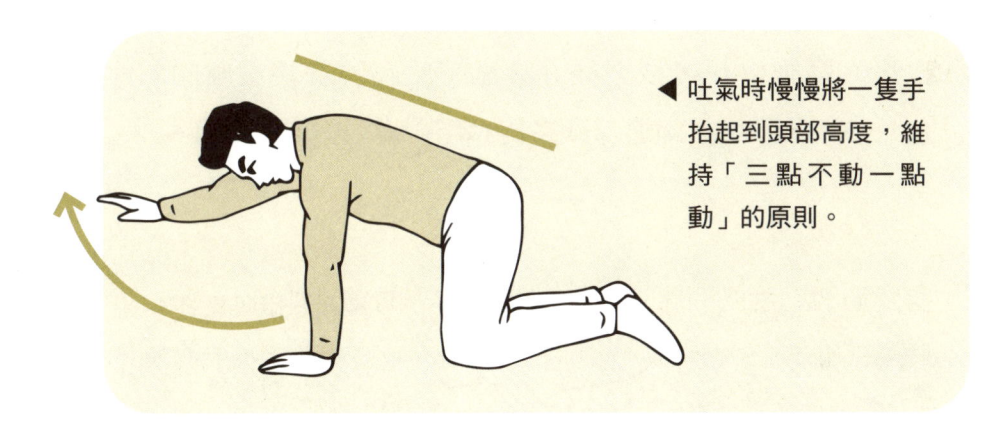

◀ 吐氣時慢慢將一隻手抬起到頭部高度，維持「三點不動一點動」的原則。

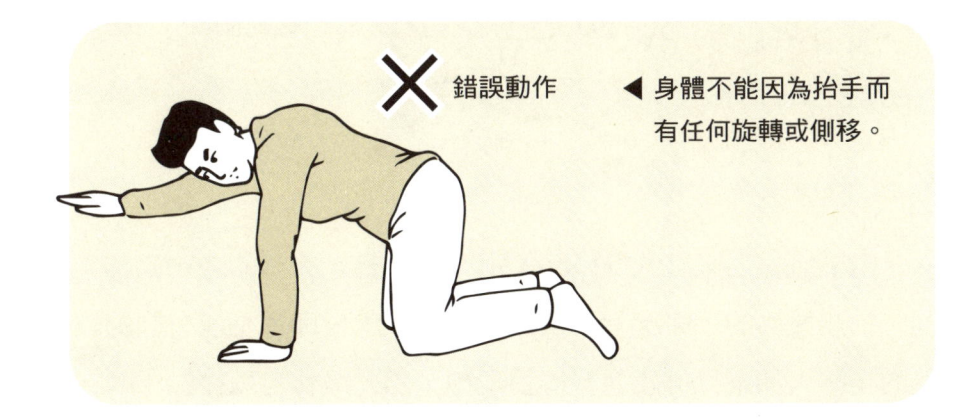

✗ 錯誤動作 ◀ 身體不能因為抬手而有任何旋轉或側移。

Part 2　實戰篇

當身體可以有效在抬手時維持姿勢時，接下來就可以進入下一階段的抬腿。由於整隻腳的重量更重、力臂更長，所以相對更加困難。

❶ 預備姿勢與抬手時相同。
❷ 核心維持張力，吐氣時將一隻腳伸直，慢慢往後踢。此時要注意的是骨盆是否出現旋轉或下墜，目標是後踢的腿完全延展時，身體仍然可以維持不動。
❸ 在最高點維持1～2秒之後，吸氣時屈膝將腳緩慢收回，做10～15下後換邊，兩邊都做完為1組，每次重複2～3組。

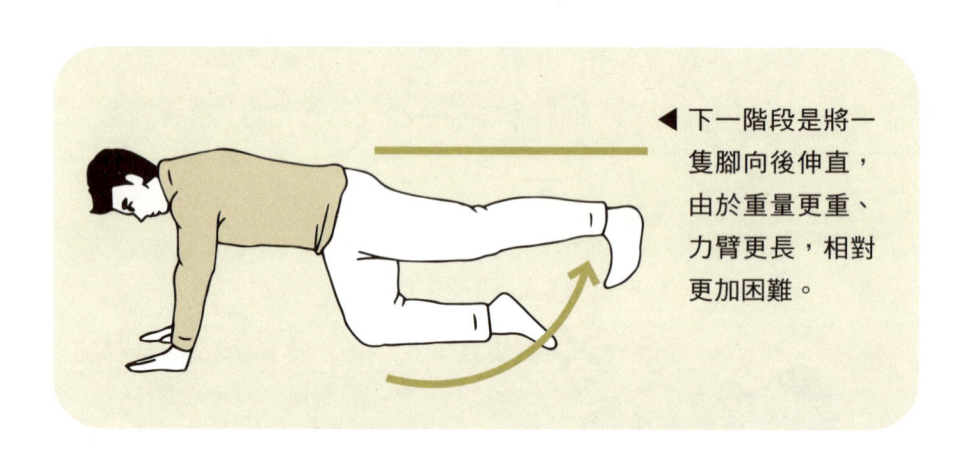

◀ 下一階段是將一隻腳向後伸直，由於重量更重、力臂更長，相對更加困難。

如果抬腳也可以做得很好，那麼可以嘗試完整的鳥狗動作：同時抬起對側的手與腳。這個動作難度較大，即便是沒有訓練經驗的年輕人都不見得能執行得很理想，因此最初可以從最小的活

動範圍開始嘗試。

❶ 同樣採四足跪姿的預備姿勢。
❷ 吐氣時,同時抬起對側的手與腳。這個時候不但要注意身體有沒有旋轉,還要控制住下背部不能塌陷。
❸ 在最高點維持1～2秒之後,吸氣時慢慢將手腳收回,做10～15下後換邊,兩邊都做完為1組,每次重複2～3組。

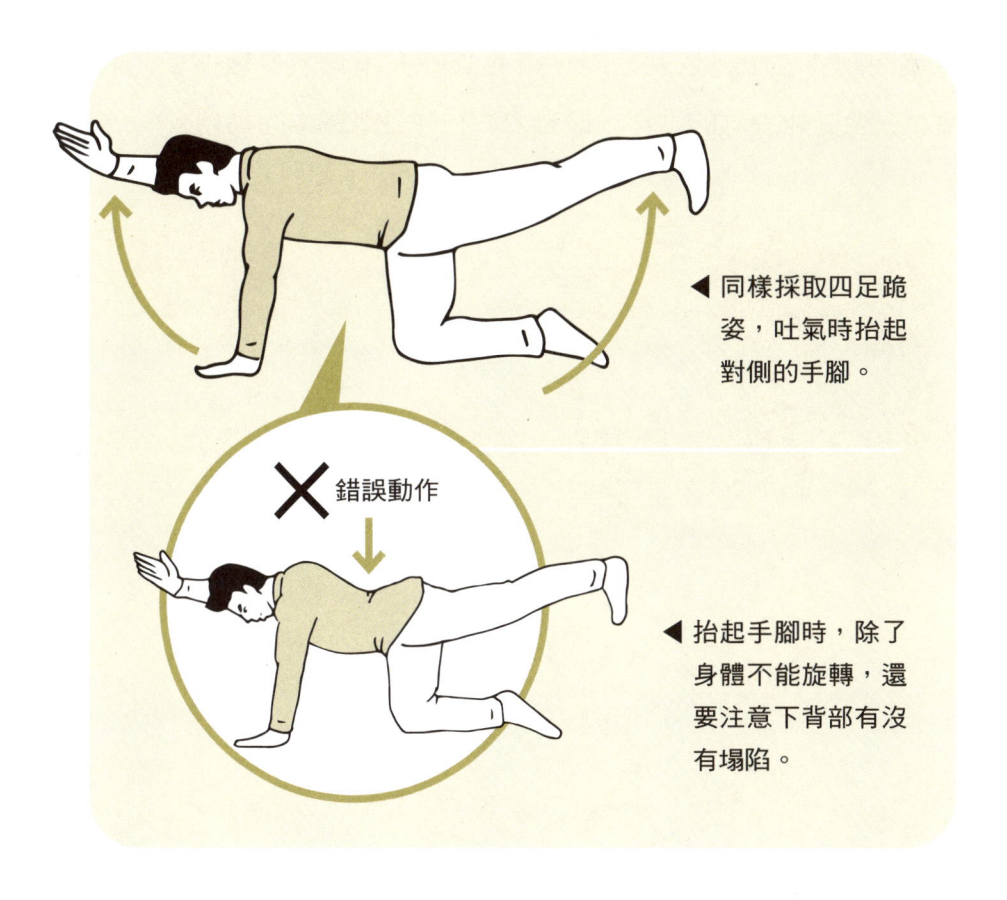

◀ 同樣採取四足跪姿,吐氣時抬起對側的手腳。

✗ 錯誤動作

◀ 抬起手腳時,除了身體不能旋轉,還要注意下背部有沒有塌陷。

不管是練習哪個階段的鳥狗動作，都可以放書或類似的物品在骨盆上，只要身體一有轉動就會掉落下來，提供外來的觸覺提醒我們知道姿勢出現位移。

修正式捲腹、側棒式與鳥狗是麥基爾博士稱為「Big 3」的核心訓練三大動作，只要好好反覆練習這三個動作就能夠有效地增進核心力量。事實上，他就利用這三個訓練動作幫助好幾位在比賽時下背受傷的世界大力士選手（Strong man）度過復健階段，重新回到賽場上。也就是說，核心訓練並不代表要做很多高難度、甚至是雜耍式的動作，最有效的往往是最基本的動作。

肌力訓練

深蹲

　　高齡族學習深蹲的目的是能夠輕鬆從椅子或馬桶上站起來，所以不需要像一般肌力訓練原則，要求全活動範圍的動作。而且不同於其他深蹲訓練都是由站姿往下蹲，這裡要訓練的動作是從坐姿往上站起來。

　　由於預備姿勢採取坐姿，不僅身體會比較穩定，心理上也更有安全感。畢竟很多人對往下蹲會有恐懼感，擔心蹲到某個角度時，雙腿會突然沒力跌坐在地，椅子便是最初練習深蹲時的安全網，就算腿軟往下落，也知道有椅子會在下面接住自己。

　　當然，最終目標還是希望高齡族可以不靠椅子輔助，做出一個最標準的深蹲，甚至可以再增加一些外來的重量，但在居家訓練階段時的首要重點在於先把正確的動作模式打磨出來，同時提升肌耐力。

❶ 正坐在椅子之上，大約椅面前緣1/3的位置，雙手交叉抱在胸前，雙腳平放在地面。

❷ 接著準備起身，利用前面中級篇學到的身體搖晃技巧，將重心轉移到腳掌前側，身體往前傾斜大約45度。接著吐氣，將膝關節伸直，從椅子上站起來。

❸ 下蹲時，臀部往後移動並屈膝，將身體慢慢地放回椅子上。不要完全坐下，感覺臀部接觸到椅子之後就馬上站起來。

❹ 每組10～15下，每次重複3～4組。

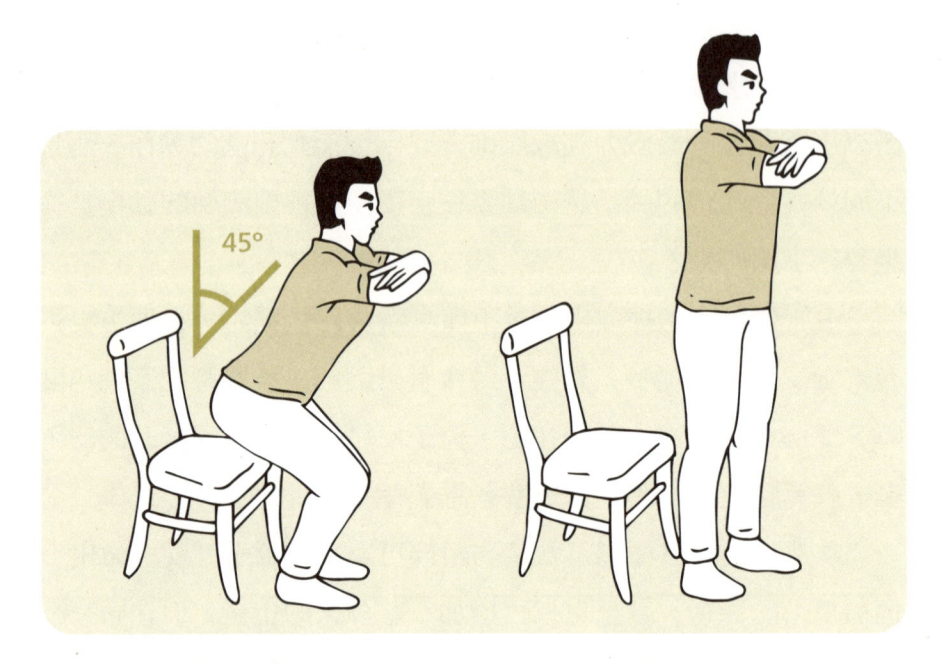

▲ 重心轉移到腳掌前側，身體前傾45度，吐氣時膝關節伸直，從椅子上站起來。

在一開始，我們可以選擇高度適中的椅子，坐下時讓大腿平行或略低於髖關節，等到覺得下肢力量慢慢進步以後，可以換成高度更低的椅子。如果可以順利地蹲到大腿與地面平行時，就將椅子移開，但是移開後手可以扶在椅背上當作支撐，接著漸漸地降低對於扶持的依賴，完成一個完整的徒手深蹲。

常見的深蹲錯誤動作是身體前傾幅度太多，特別是容易發生在新手或高齡族身上，因為大腿前側的肌肉較為無力，身體會本能使用大幅度的屈髖來代償膝關節的動作，形成過度利用上半身重心轉移的「鞠躬式深蹲」。但是深蹲的目的是培養人們在身體維持中立的狀態下，穩定執行坐下和起身的動作模式，因此若是有發現自己身體往前傾太多，或是下背有出現痠痛感但大腿肌肉沒有感覺，就有可能在動作上需要修正。

　　另外，動作的過程中雙腳腳掌要踩實在地面上，讓腳跟與腳尖牢牢貼地。同時，膝蓋要始終對齊腳尖的方向，不然往往會不自覺內扣，加重膝關節韌帶的負擔。

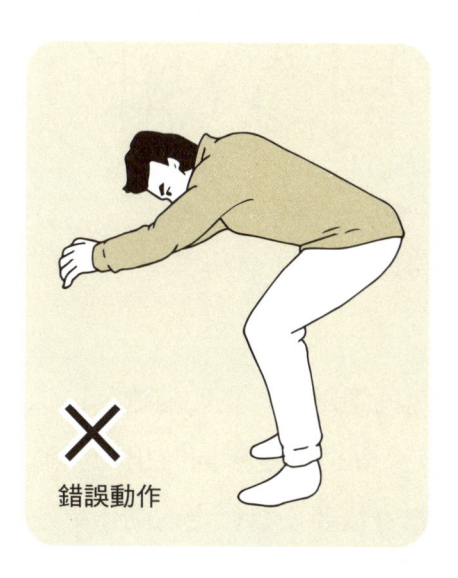

▲ 身體前傾幅度太多，就會變成錯誤的「鞠躬式深蹲」。

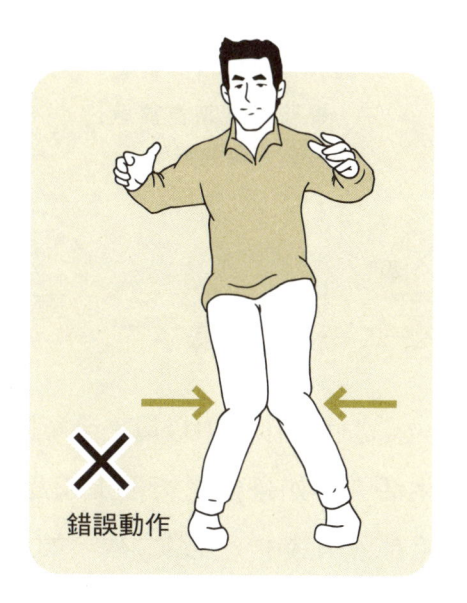

▲ 深蹲時膝蓋要對齊腳尖，避免不自覺地內扣而加重膝關節韌帶的負擔。

Part 2　實戰篇　189

如果1組20下的徒手深蹲，可以做到重複3～4組依然感覺很輕鬆，就可以試著增加負重了，像是雙手各拿一瓶寶特瓶，或是在胸前抱著幾本書都很適合。

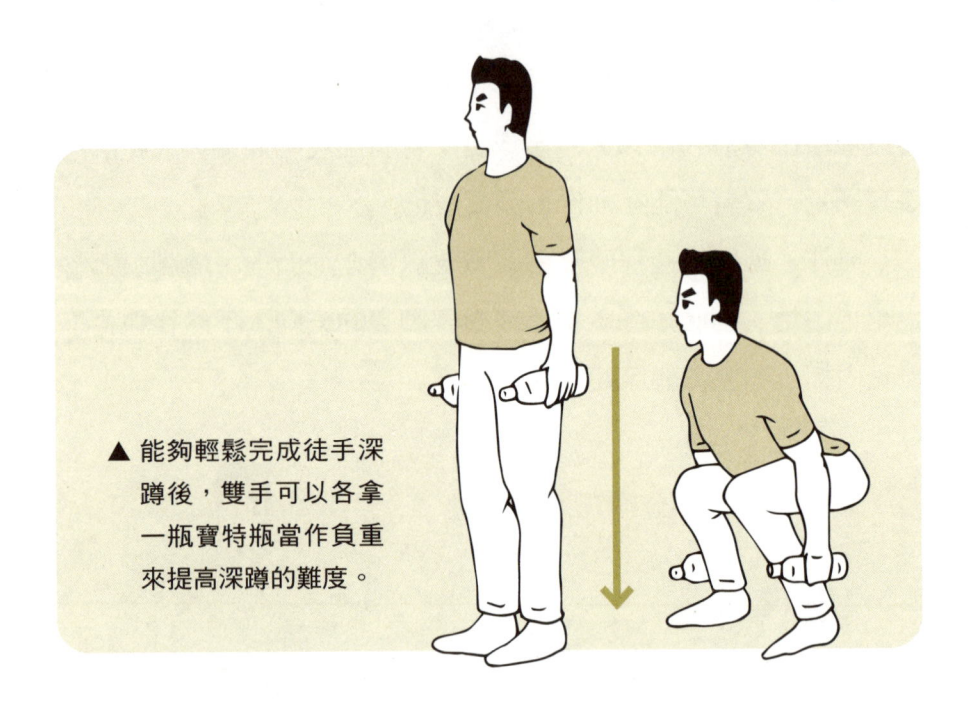

▲ 能夠輕鬆完成徒手深蹲後，雙手可以各拿一瓶寶特瓶當作負重來提高深蹲的難度。

坐姿單腿起身

這個動作是中級篇坐姿單腿搖晃的進階版。正如前述，日常生活當中如果要從椅子上起身，很少會是兩隻腳同時出力，通常都會由其中一隻腳主導。如果是起身後要銜接行走的動作更是如此。這個動作能強化我們利用單腳從椅子上面自主站起來的力量，同時也是為下一個動作——弓步蹲做準備。

❶ 預備姿勢與坐姿單腿搖晃相同,雙手抱胸,一隻腳完全踩穩在地面,而另一隻腳的腳跟抬起,讓腳尖點地。點地那隻腳踩在稍微後面一點的位置。

❷ 身體前傾的同時讓重心移動到踩實的那隻腳上,接著吐氣並出力讓自己站起來。需要留意點地的那隻腳只負責支撐,要讓踩實的前腳肌肉完全受力。

❸ 吸氣並慢慢地坐回到椅子上。

❹ 每組10～15下,每次重複3～4組。

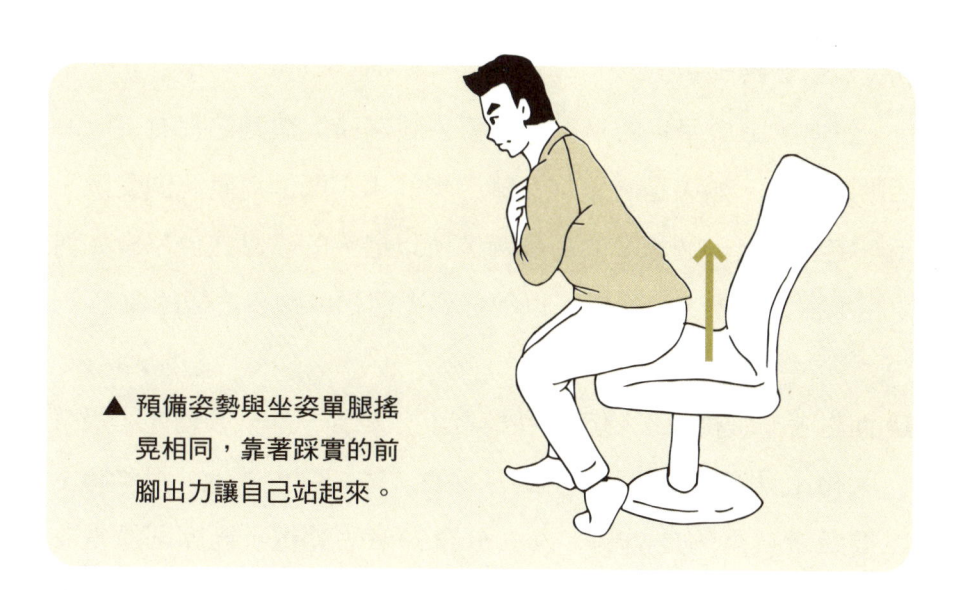

▲ 預備姿勢與坐姿單腿搖晃相同,靠著踩實的前腳出力讓自己站起來。

　　下肢力量較弱的人要單腿起身會相對困難,所以如果有需要的話,起身與坐下時可以用手扶著前腳大腿來輔助,隨著肌力的增加,對於手部的依賴就會慢慢減少。如果發現在坐下時,一到

某個角度會突然腿軟而跌坐下去，可以在椅子上放個軟墊來保護坐骨。

弓步蹲

在日常生活中不管是走路、跑步或上下樓梯都屬於單腿動作模式，除了運用下半身的力量之外，還需要有髖關節的活動度，所以單腿平衡要鍛鍊的穩定能力會比深蹲動作要複雜一些。我們在初級篇與中級篇的訓練做了很多的準備工作，就是希望可以順利完成弓步蹲訓練。

然而，由於弓步蹲是單腳負重，膝關節與髖關節都有更大的活動度要求。如果是有退化性關節炎的人，關節可動範圍受限，不一定能做出一個標準的弓步蹲，所以最大的重點在於學會如何單腿承重與出力，之後就可以轉移到上樓梯或跑步之類的運動。

❶ 面對著一張椅子，雙手扶在椅背上，雙腳一前一後跨開，距離大約比肩膀寬一點。前腳腳掌踩實，後腳腳尖著地。弓步蹲主要負責負重的是前腳，大約承擔70%的體重，後腳則擔當支撐。上半身維持直立，與地面垂直。可以在後腳膝蓋的正下方放置一張瑜珈墊或厚毛巾，以免後腳不受控制往下跪而受傷。

❷ 慢慢彎曲前腳膝關節往下蹲，後腳膝關節自然彎曲。雙手隨時待命，如果感覺雙腳沒力，可以馬上把自己撐起來。這個

動作的目標是前腳膝蓋下蹲到90度的姿勢。

❸ 前腳發力，將身體推回預備的位置，姿勢穩定以後，再開始下一次動作，做10～15下後換邊，兩邊都做完為1組，每次重複2～3組。

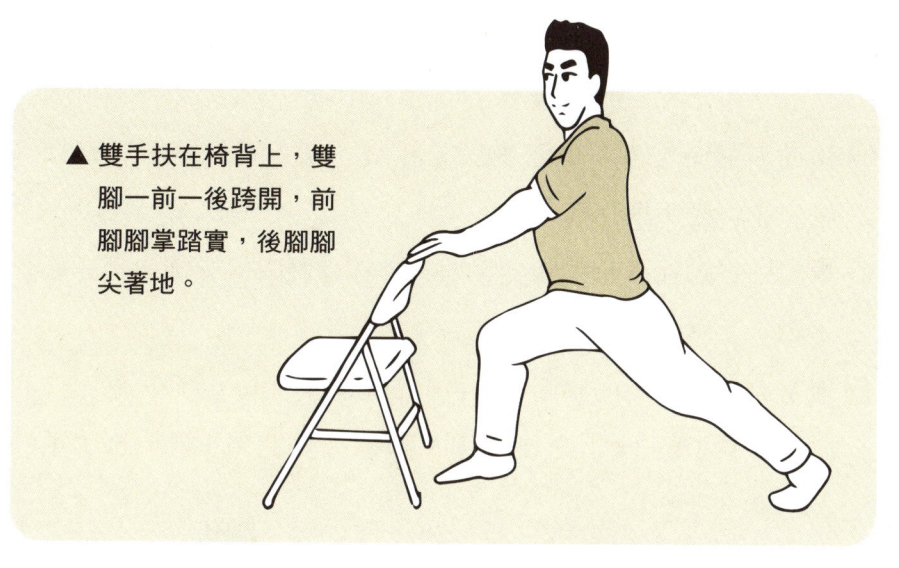

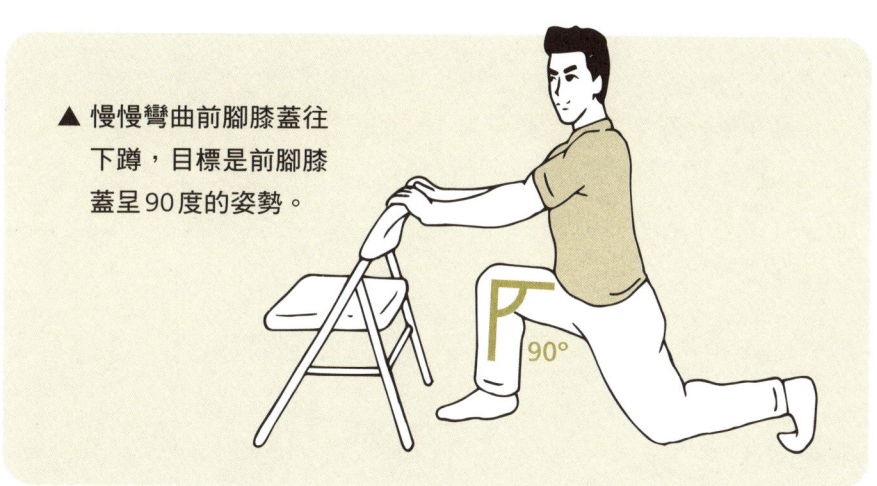

▲ 雙手扶在椅背上，雙腳一前一後跨開，前腳腳掌踏實，後腳腳尖著地。

▲ 慢慢彎曲前腳膝蓋往下蹲，目標是前腳膝蓋呈90度的姿勢。

以上動作叫做分腿蹲，是弓步蹲的基本練習，由於過程中兩隻腳的位置不變，更容易控制身體的姿勢。如果沒有感受到任何疼痛，接著可以試試看是否能蹲到後腳膝蓋置於地面，成為半跪姿後再起身。假如都沒有問題，接下來可以開始移動的練習，首先是後跨步。

❶ 預備姿勢時上半身的姿勢與分腿蹲一樣，至於雙腳則直立站好，並讓雙手扶在椅背上。

❷ 抬起一隻腳往後跨，腳尖點地、確認身體取得平衡後再開始往下蹲。

❸ 接著靠著前腳出力站起來，同時把後腳收回，然後再做下一次動作。做10～15下之後換邊，兩邊都做完為1組，每次重複2～3組。

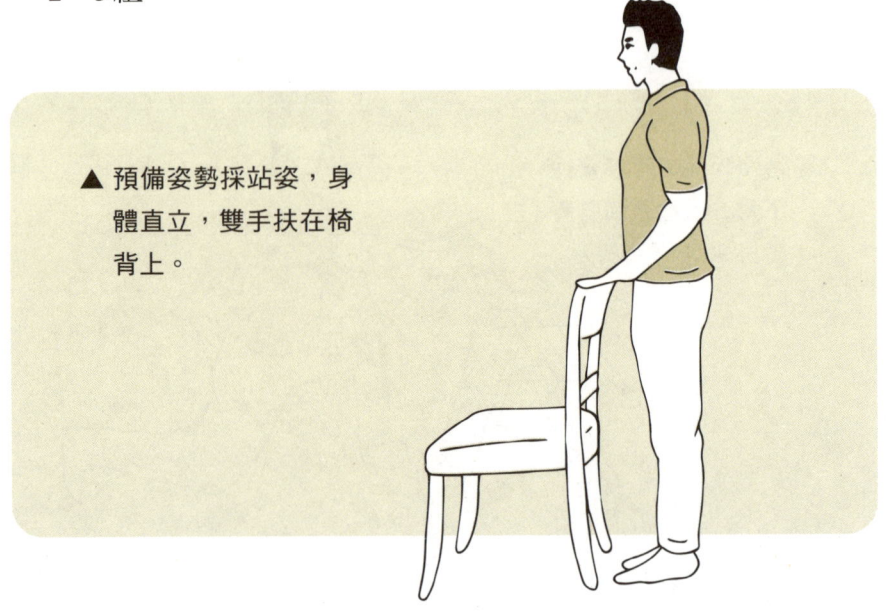

▲ 預備姿勢採站姿，身體直立，雙手扶在椅背上。

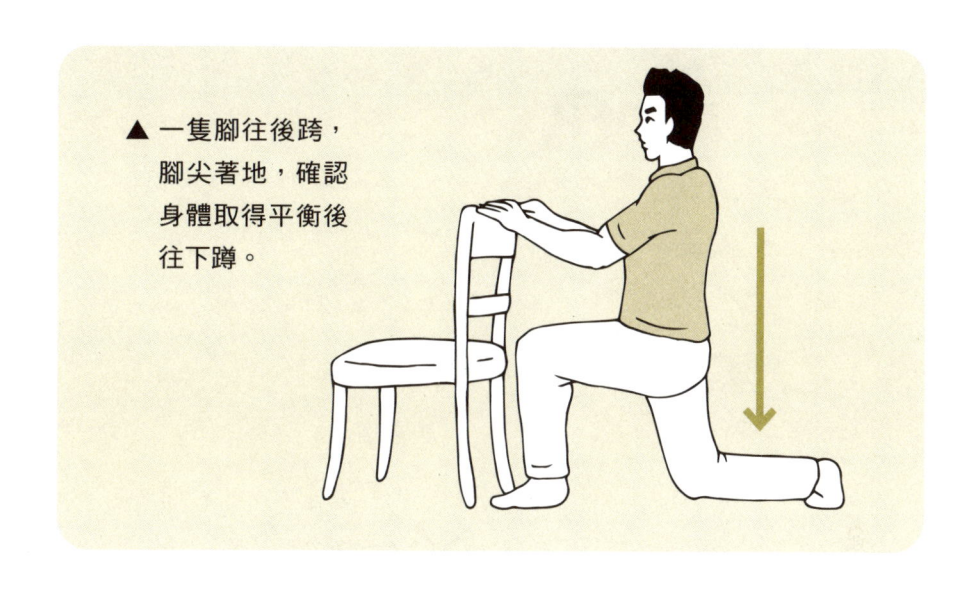

▲ 一隻腳往後跨，腳尖著地，確認身體取得平衡後往下蹲。

　　後跨步弓步蹲由於重心沒有移動，只是把支撐腳往後跨出，相對來說比較簡單，而向前跨步才真正貼近我們日常生活走路與行進的動作模式，所以最終要進階到前跨步弓步蹲的訓練。

❶ 由於我們現在需要往前跨步，所以將椅子放在身體的側面，用一隻手扶在椅背上，身體則保持直立站好。

❷ 抬起一隻腳往前跨，此時後腳腳跟會跟著離開地面。前腳踩實之後，確認身體呈現分腿蹲的預備姿勢（前腿承擔70％體重）並取得穩定後再往下蹲。

❸ 靠著前腳出力站起來，再將前腳收回至預備的姿勢，接著做下一次動作。做10～15下換邊，兩邊都做完為1組，每次重複2～3組。

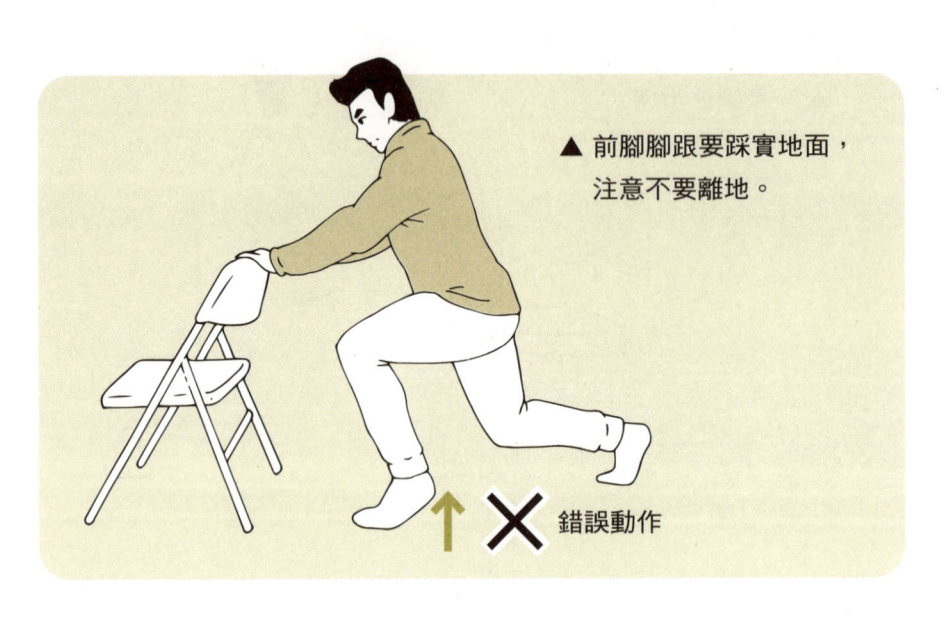

▲ 前腳腳跟要踩實地面，注意不要離地。

✗ 錯誤動作

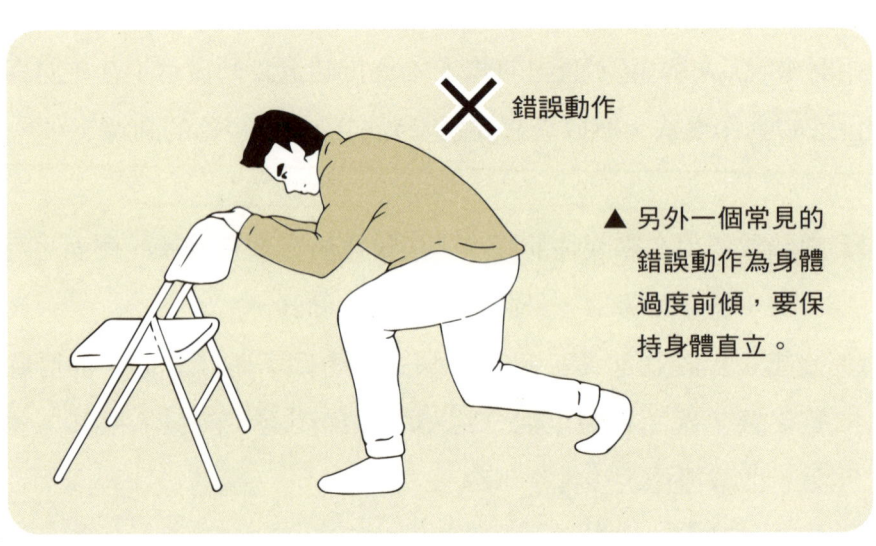

✗ 錯誤動作

▲ 另外一個常見的錯誤動作為身體過度前傾，要保持身體直立。

練習弓步蹲的基本要求與深蹲相同，前腳膝蓋在動作時要與腳尖的方向一致，同時整個腳掌要踩實地面，一般常見的問題都是前腳腳跟會離開地面。同時，軀幹要維持與地面垂直，避免過度前傾。

弓步蹲的訓練順序是從分腿蹲、後跨步到前跨步，每個階段都會需要4～6週的練習才能夠慢慢進階，所以可以按照自己的步調調整。如果前跨步弓步蹲時，可以不需要扶著椅子之類的外部輔助的話，就意味著可以再加一些外部負重增加訓練難度了。

髖關節鉸鏈動作

雖然下半身的動作，我們是先從深蹲開始練習，但假如要說重要性，我認為硬舉應該是排在深蹲之前的！硬舉的基礎是髖關節鉸鏈動作，在這個動作中需要兼具核心的剛性，以及腿後肌的柔軟度，共同打造一個完美的屈髖動作。

我們常常看到的椎間傷害都是在俯身負重（如撿東西）時，脊椎無法維持中立，以至於讓椎骨承受了絕大多數的力量導致椎間盤或是下背肌肉的傷害。學會了硬舉的動作模式，可以讓我們更容易在日常生活中保護自己！

由於硬舉需要負荷外加的重量，為了避免受到不必要的傷害，最初不急於追求負重，我們先將硬舉核心的髖關節鉸鏈動作

做好，等整個動作模式都熟悉之後，再拿起適合的重量，進入硬舉的訓練。

1. 採取站姿，身體保持直立，脊椎處在最自然的排列之下。雙手垂放在兩邊大腿的前側。
2. 開始動作時，保持軀幹的中立，讓核心維持緊繃，以髖關節為支點將臀部往後推，想像用臀部推身體後方的一扇門，同時上半身慢慢往前傾。此時膝關節保持微彎，如果感覺大腿後側緊繃，可以讓膝關節再彎一點，但要避免過度屈膝。
3. 讓軀幹下放到大腿後側肌肉群柔軟度的極限，也就是在不彎曲胸椎的大前提之下能夠前傾的最低高度，同時雙手順著大腿自然地往下滑。
4. 吐氣時讓身體慢慢站起來，回復到預備的直立姿勢。
5. 每組10～15下，每次重複3～4組。

　　對於身體後側肌肉較為緊繃的人來說，也許一開始軀幹只能前傾到45度左右就下不去了，但是這也完全沒問題！這個動作如果天天練習，會發現進步的速度非常快，重要在於姿勢的正確度。

　　如果不確定屈髖的時候胸椎會不會不自覺地往前屈，自己一個人練習的話，可以側對著鏡子來隨時檢查自己的動作；如果有搭檔的話，則可以請他們幫你確認。只要身體能夠前傾到60度的

幅度,就已經達到基本的活動度標準。此外,這個動作不但是硬舉的準備訓練,也是一個相當不錯的動態伸展。

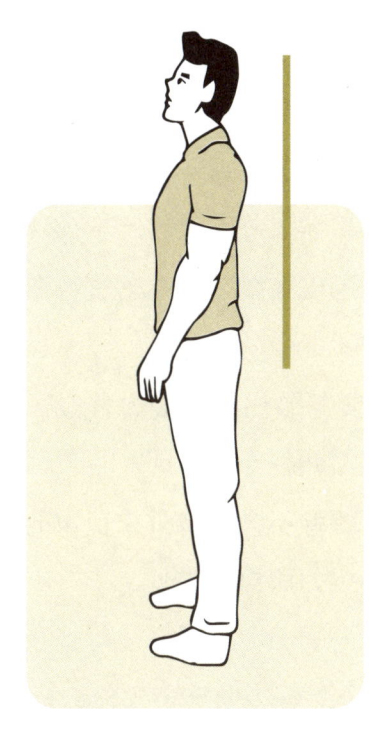

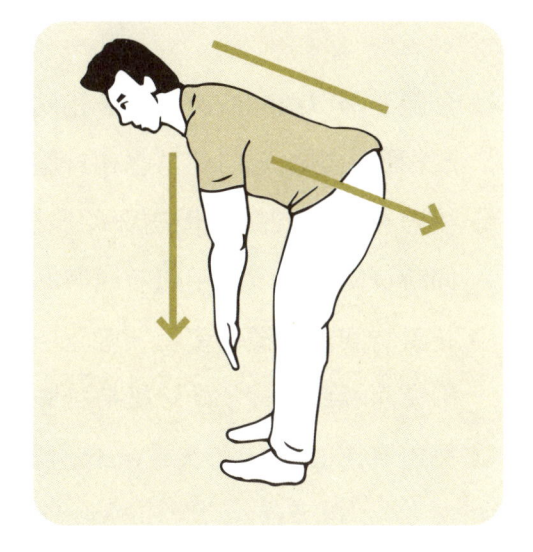

▲ 身體保持直立,雙手自然垂放在大腿前側。

▲ 核心維持緊繃,以髖關節為支點將臀部往後推,同時上半身慢慢往前傾。

硬舉

假如已經做到前傾60度的髖關節鉸鏈動作，接下來就可以開始嘗試練習硬舉。我們要尋找適當的重量來提供足夠的負荷，既不能重到讓身體的動作變形，也不能輕到完全沒有挑戰性，一般來說可以先從常見的1.25公升裝寶特瓶開始嘗試。

❶ 預備姿勢與髖關節鉸鏈動作相同，不過現在雙手會拿著寶特瓶或相等的重量，自然下垂在身體前方。
❷ 按照髖關節鉸鏈動作的要領屈髖，讓臀部往身體後方移動，同時身體前傾，雙手隨著屈髖的動作自然往下垂放。
❸ 吐氣時回復至預備姿勢，確認自己的軀幹不會因為外來負重的影響而導致彎背，始終維持身體核心張力與自然排列。
❹ 每組10～15下，每次重複3～4組。

硬舉最典型的錯誤動作就是來自於軀幹在下放過程中無法維持中立的排列。這可能因為腿後肌肉群太過於緊繃，因此若發現自己會彎背，第一件事就是先回頭伸展相關肌肉，而在身體往下時的同時彎曲膝關節也會有幫助。另外，在最初如果發現在身體下放時軀幹開始出現彎曲，就必須向上回正，不用勉強自己一定要往下多低。隨著動作的進步，活動範圍自然會漸漸擴大。

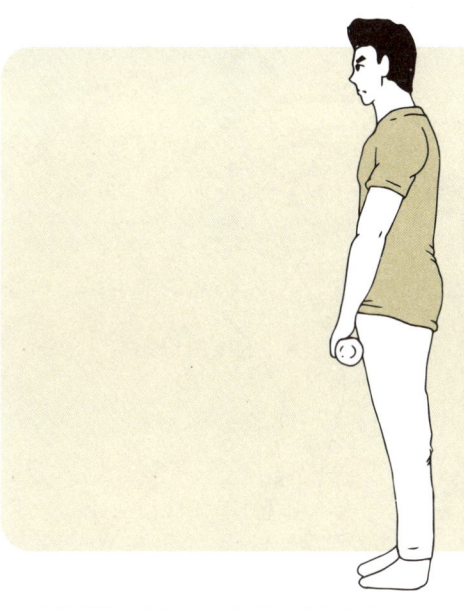

▲ 預備姿勢與髖關節絞鏈動作相同，雙手拿著適當的重量。

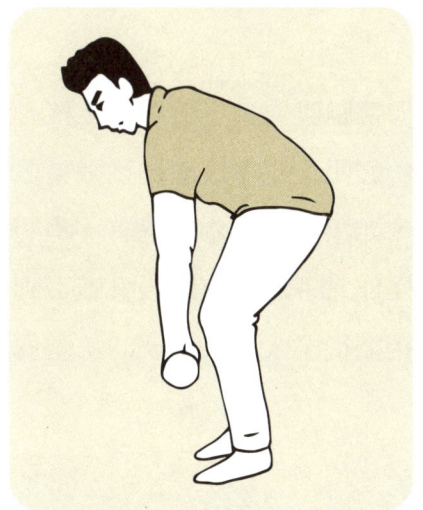

▲ 按照髖關節絞鏈動作的要領讓臀部往身體後方移動，身體前傾，雙手自然向下垂放。

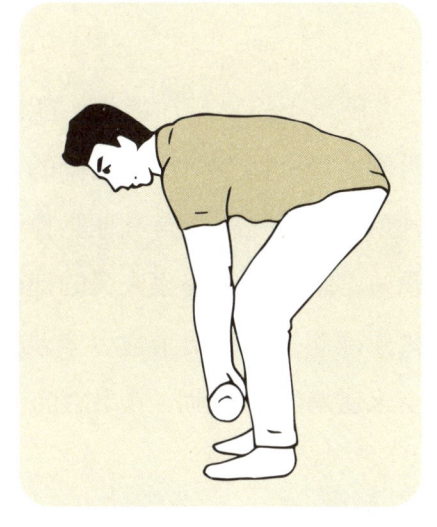

▲ 隨著動作進步，身體活動範圍自然能漸漸擴大。

✗ 錯誤動作

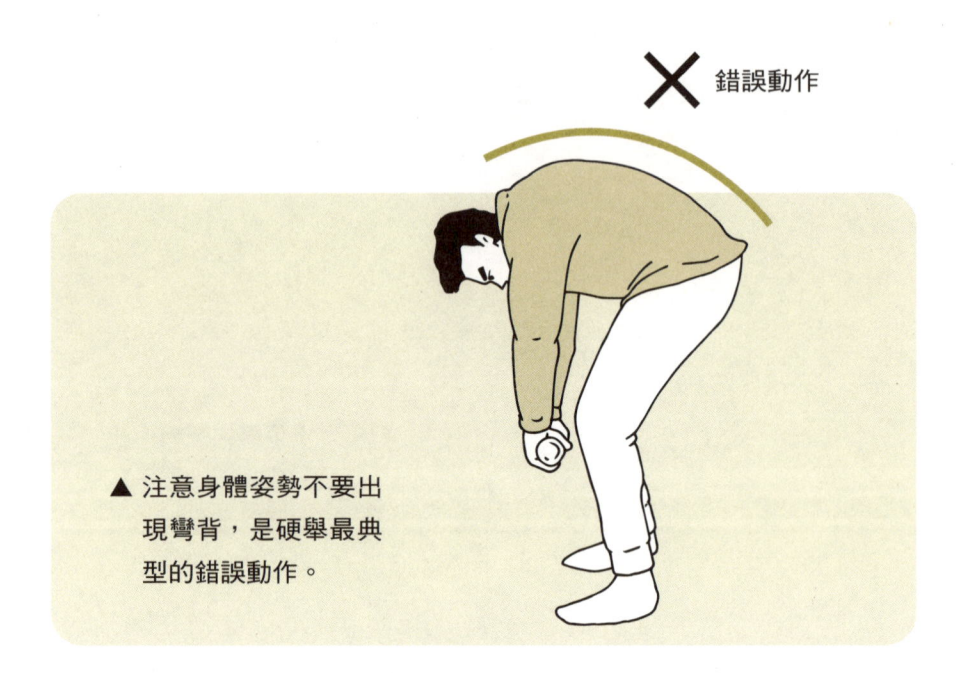

▲ 注意身體姿勢不要出現彎背，是硬舉最典型的錯誤動作。

　　硬舉不但具備功能性，能夠打造臀腿肌肉，更可以強化核心肌群，是一個性價比非常高的動作，鼓勵大家循序漸進挑戰更重的重量。但是跟所有其他動作一樣，如果腰背部本來就有一些問題，必須先諮詢醫療人員的建議；操作當下或結束以後會感覺到腰部痠痛，也建議請教專業教練或相關從業人員。自己的身體安全永遠是排在運動的效果之前！

伏地挺身

我們在中級篇做了靠牆伏地挺身，現在進入到正式的伏「地」挺身——讓身體支撐在地上。即便到了高級篇的階段，大家的肌力應該有了一定的進步和基礎，但是對於大多數過去沒有訓練經驗的人而言，標準的伏地挺身還是會有些困難。所以我們可以先從跪姿開始，等到確認身體準備好了再進階到地板上。

① 雙手伸直支撐在地面，略寬於肩膀，身體維持棒式的排列。如果覺得尚有難度，則可以彎曲雙膝跪在地上。胸前則放一條捲起來的毛巾，身體下放時讓胸部接觸到毛巾即可，不需要完全觸碰到地面。

② 吸氣時手肘慢慢彎曲讓身體下放，目標是讓胸部接觸到毛巾或手肘彎曲到90度，滿足任何一個標準即可。接著吐氣，伸直手臂往上回推。如果還沒辦法達到上面的標準，就在手肘彎曲到自己可以控制的極限角度時回推即可。

③ 不論是採取哪種姿勢的伏地挺身都必須注意兩件事情：避免過度低頭與腰部塌陷。

④ 每組10～15下，每次重複2～3組。

上肢推的代表動作就是伏地挺身，就算是採取跪姿的動作，如果訓練到可以一口氣做15下，日常生活中即便不小心跌倒在

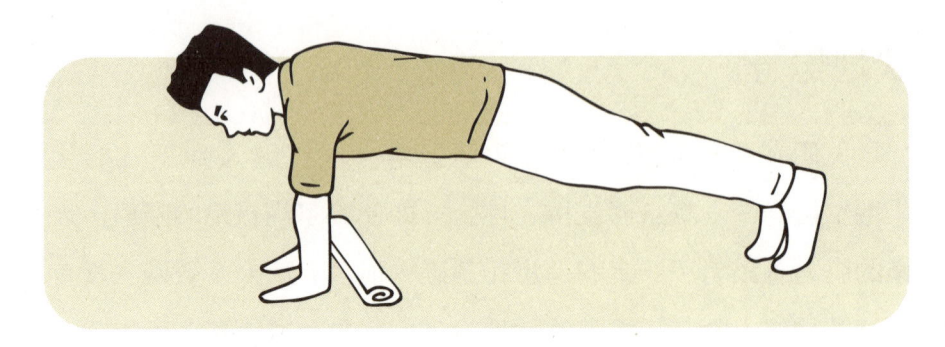

▲ 雙手伸直支撐在地面，略寬於肩膀，身體則維持棒式的排列。

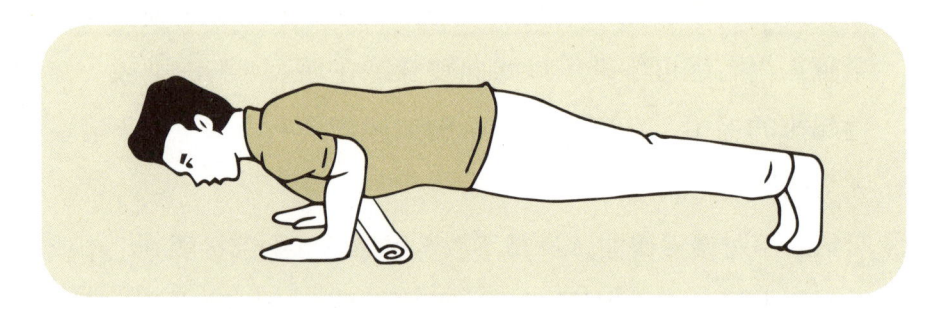

▲ 彎曲手肘達90度，或胸部碰到下方的毛巾，即可伸直手臂往上回推。

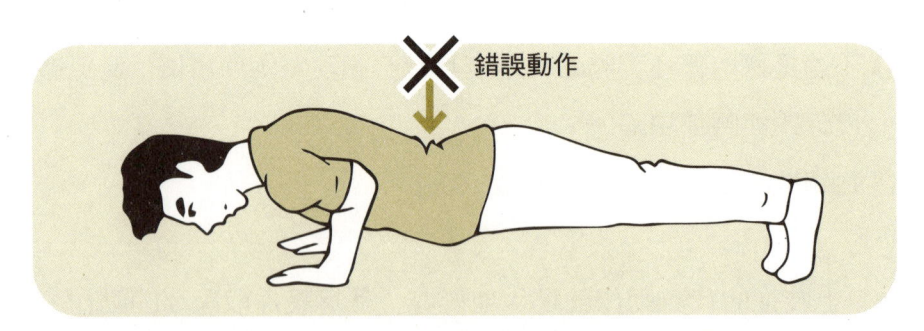

✗ 錯誤動作

▲ 伏地挺身時要避免過度低頭或腰部塌陷。

地，也擁有將自己從地面上推起來的基本能力，所以這個動作的重要性並不亞於硬舉，可以多花一點時間練習。

單臂划船

單臂划船是上肢拉的動作，能夠訓練到背部大部分的肌肉與手部的肱二頭肌，幫助我們將物品從地面上提起來，同時也會強化到握力，更輕鬆抓握一些重量較重的東西（如行李箱或公事包），對提升生活品質功不可沒。我們可以拿寶特瓶、手提袋或書包來當作提在手上的重量，不過必須以握在手上時不會讓手掌感到不舒服為原則（像是塑膠袋可能會割到手）。

❶ 一隻手支撐在椅背或桌子上，身體維持大約前傾45度的姿勢，背部保持中立，與練習髖關節鉸鏈動作時的姿勢一樣。另外一隻手拿著重量，自然下垂在肩關節正下方。
❷ 吐氣時將重量往上拉起來。此時需要讓前臂垂直地面，避免過度屈肘，確保正確使用到背部肌肉，否則可能過度使用手部肌肉，造成背部訓練效果下降，也容易聳肩。同時身體不要出現旋轉，跟鳥狗動作的要點相同，須保持穩定。
❸ 拉到肘關節彎曲到90度後，就可以慢慢把重量放下來。
❹ 做10～15下之後換邊，兩邊都做完為1組，每次重複2～3組。

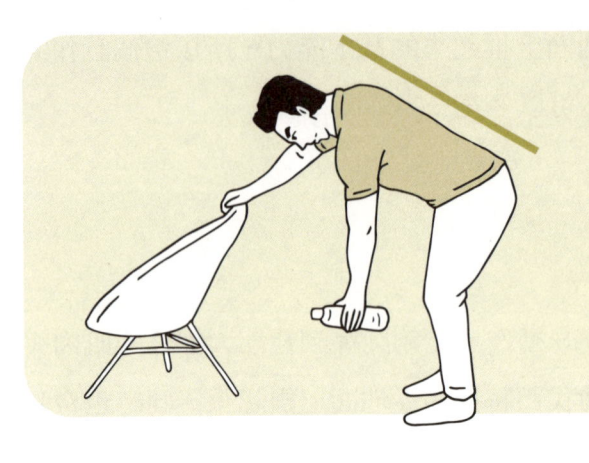

▲ 一隻手扶在椅子或桌面上,身體前傾約45度,背部中立。另一隻手握著重量,自然下垂在肩關節正下方。

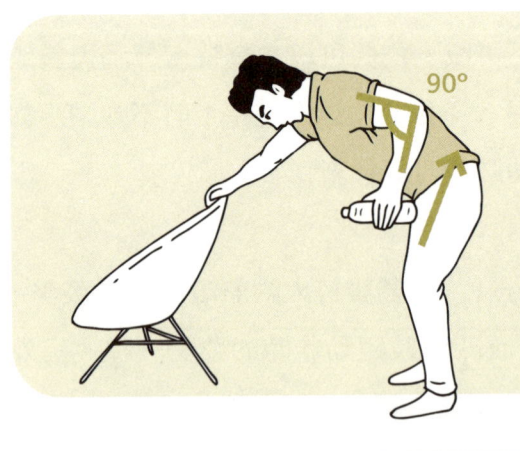

90°

▲ 將重量往上拉,直到手肘彎曲到90度,就可以將重量慢慢放下。

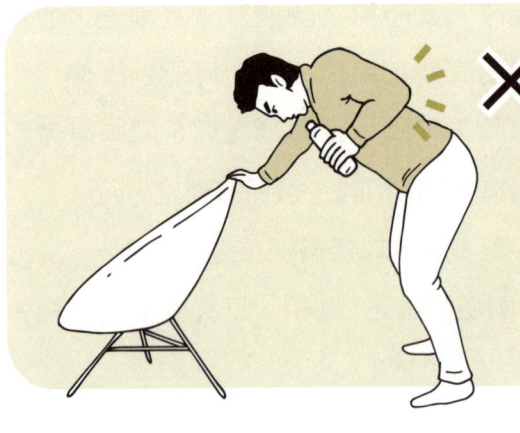

✖ 錯誤動作

▲ 動作時要避免手肘過度彎曲。

坐姿肩上推舉

伏地挺身是上肢的水平推，幫助我們有能力從地上把自己推起來，而坐姿肩上推舉則屬於上肢的垂直推，對於我們將物體放至高處，或從高處拿下來（例如：搭交通工具時把行李放在架子上，或是在家裡換電燈泡）的功能性有非常大的幫助。

練習這個動作之前，要先確認當手高舉過頭時不會感到任何疼痛，而且也沒有明顯的活動度限制。至於重量，在最初使用易開罐或寶特瓶即可，由於很多缺乏運動的人沒有太多機會將物體推舉過頭，所以肩部三角肌的力量不足，使用些許重量來訓練就會有顯著的效果。

❶ 一開始建議採取坐姿，軀幹維持直立。對於較為欠缺肩關節與髖關節活動度的高齡族而言，站姿上推反而會造成腰椎過度伸展，坐姿可以排除髖關節的限制，較為友善。

❷ 一隻手握住易開罐或寶特瓶放在肩關節的高度，同時讓前臂垂直地面、上臂緊貼軀幹。

❸ 吐氣時將重量往正上方推，推到肘關節完全伸直。在最高點停頓約1秒後，慢慢將重量下放回肩關節的位置。

❹ 一隻手做10～15下之後換邊，兩邊都做完為1組，每次重複2～3組。

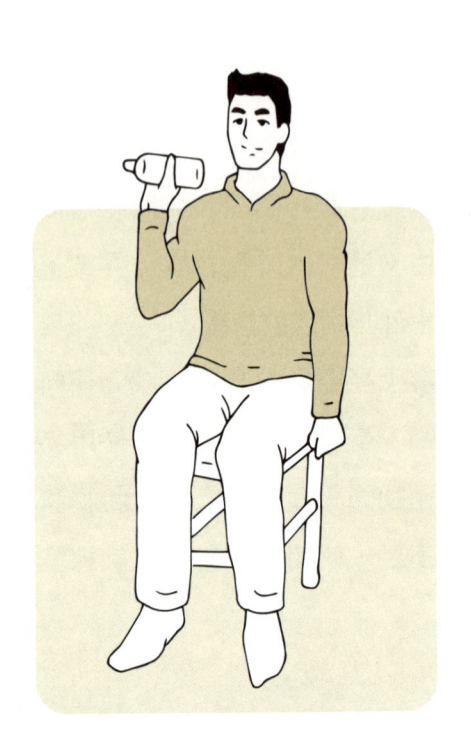

▲ 採取坐姿，身體維持直立，一手握住易開罐或寶特瓶，放在肩關節的高度，同時讓前臂垂直地面。

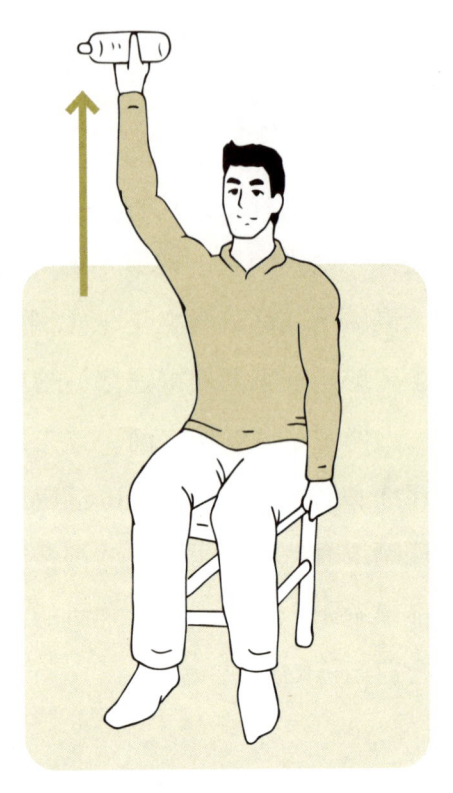

▲ 吐氣時將重量往上推，推到肘關節完全伸直為止。

　　上推時要讓前臂保持垂直於地面，施力方向才會與阻力是相對的。常見錯誤是前臂往身體前方傾斜，原因多半來自於肩關節活動度不足。修正姿勢的方法是讓雙手稍微往前靠，改為將重量從身體前方推起而不是兩側，如此一來比較容易維持前臂的位置。

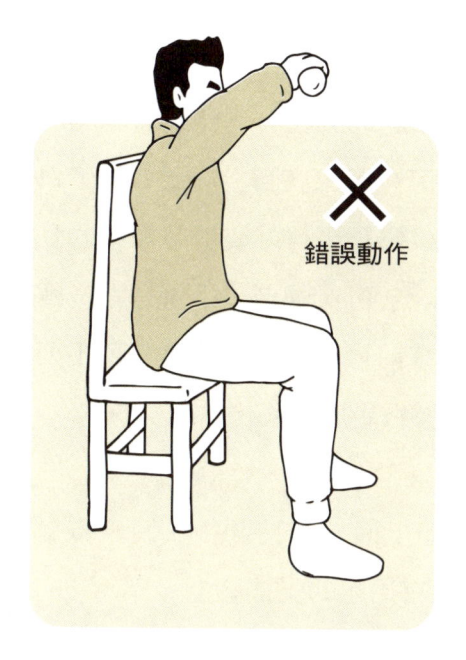

▲ 常見的錯誤動作是手臂會向前傾斜，原因多半是肩關節活動度不足。

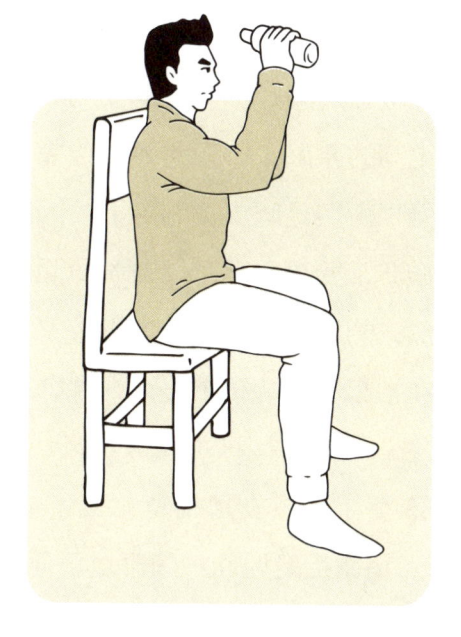

▲ 修正錯誤動作的方法，讓雙手往前靠，改為將重量從身體前方推起。

　　上推的動作可以預防肩關節的退化，維持肩部三角肌的肌肉力量，但是如果不是在健身房，一般居家訓練很少會包含這個動作的模式，所以絕對要納入全身強化的訓練之中！

單腿舉踵

我們在中級篇練習了站姿的雙腿舉踵，強化小腿的力量，在高級篇的訓練中，我們要開始挑戰單腿的訓練。單腿比雙腿難度更高的原因，不只是體重要完全負荷在單一隻腳上，還考驗了單腿平衡與足底支撐的能力。因此如果已經覺得站姿雙腿舉踵的動作非常簡單，就可以嘗試單腿的訓練。再次強調，不管是哪一種形式的舉踵訓練，施力點都是在腳掌前緣內側的部位，千萬不要在抬起腳尖時讓重心跑到腳掌外側導致足底塌陷。

❶ 雙手可以支撐椅背、桌子或牆面上面以維持平衡。將一隻腳稍微抬離地面，讓體重負荷在沒有抬起的支撐腳上。

❷ 支撐腳出力將腳跟抬起至可以做到的最大高度，在最高點維持1秒，再慢慢把腳跟放回地面。

❸ 腳跟點到地面後，不要停留，馬上再次提起，進行下一次動作。做10～15下後換邊，兩邊都做完為1組，每次重複2～3組。

在地面單腿舉踵感覺很輕鬆以後，我們可以在樓梯間或是找一個能夠當作穩定踏板的物品將腳抬高。在預備姿勢時會讓支撐腳的腳跟懸空，盡量往下沉，接下來再把它提起來。但是腳跟懸空後會出現一個問題，就是向下放速度過快，導致在最低點時是

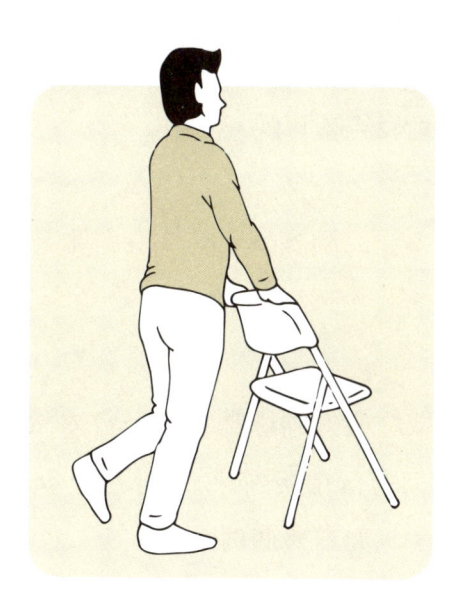

▲ 雙手支撐椅背上，一隻腳稍微抬離地面，讓體重負荷在沒有抬起的支撐腳上。

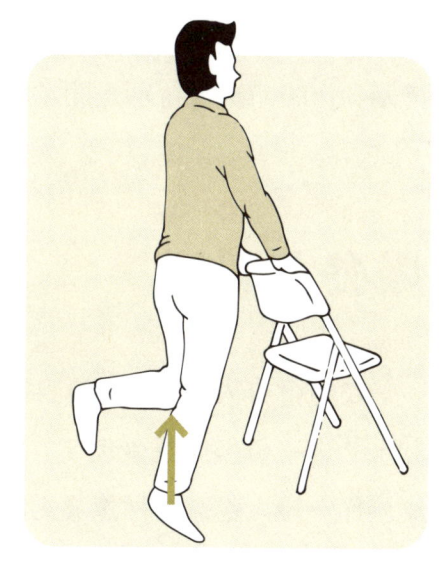

▲ 支撐腳出力將腳跟抬起到能做到的最大高度，維持1秒後再放下。

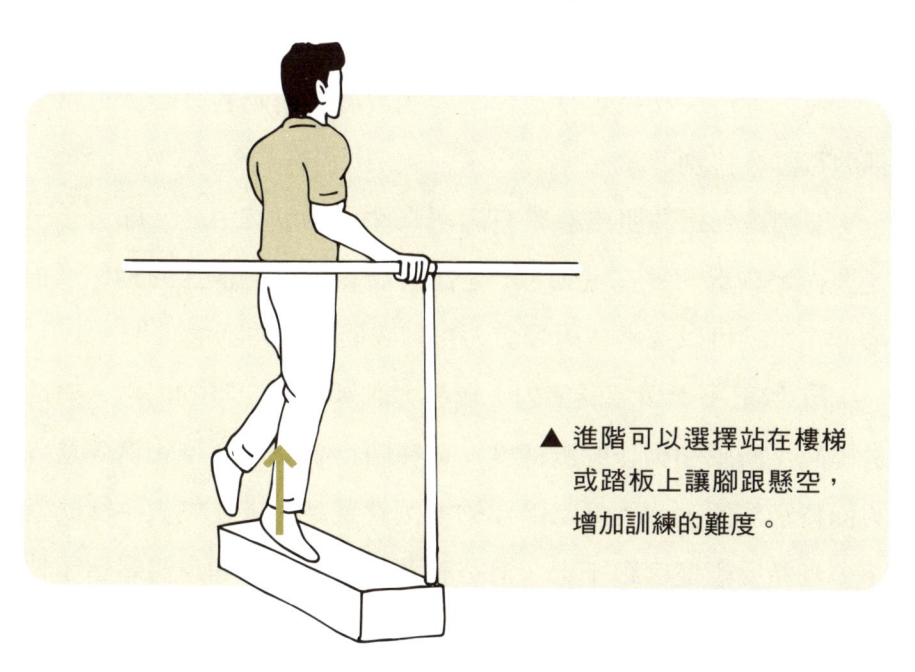

▲ 進階可以選擇站在樓梯或踏板上讓腳跟懸空，增加訓練的難度。

靠軟組織的反彈來上抬腳跟，而不是真的靠肌肉收縮，所以需要控制動作的節奏，特別是開始感覺到疲勞的時候。

爆發力訓練

我想會有人問：「高齡族需要做爆發力訓練嗎？會不會太激烈了？會不會很容易受傷？在家如何進行相關訓練？」其實，高齡族比一般人還需要做爆發力訓練，主要有幾個理由：

1 增強肌肉力量與速度：隨著年齡增長，肌肉量和肌肉力量會逐漸下降，特別是快速收縮的白肌纖維，這些肌肉纖維的特性是力量大、速度快。如果沒有刻意訓練，從30歲開始，白肌纖維就會慢慢地流失，這也是為什麼大多數沒有運動的高齡族日常生活的行動會特別遲緩。

要訓練到這些肌肉纖維有兩個條件，滿足其中之一即可，一是負荷足夠重的外在重量，二是讓身體執行足夠快速的動作。很顯然在家就可以透過運用爆發力得到我們想要的訓練結果。

2 改善平衡與協調能力：爆發力訓練需要全身的協調，有助於提高平衡感和動作的敏捷度，這在防止高齡族跌倒和發生意外方面特別重要。我們最常聽見的案例就是高齡族在失去平衡的當下，身體反應速度跟不上，最終導致跌倒。在我們身體習慣了快

速的動作以後，面對這類突發狀況就更有能力做調整，大幅降低受傷的機率。

3 增強骨骼健康：在年紀增長的過程中，骨質密度會逐漸減少，導致骨質疏鬆症。爆發力訓練會對骨骼施加短暫但足夠的壓力，有助於刺激骨質增生，增強骨骼強度。

4 提高心血管健康：爆發力訓練會短暫提升心率，有助於改善心血管健康、增強心肺功能，同時可以消耗大量能量，幫助高齡族保持健康的體重和代謝率，藉此預防與肥胖相關的疾病，如糖尿病和心血管疾病。

5 增強心理健康和自信心：透過挑戰和完成高強度的爆發力訓練，高齡族可以增強自我效能的感受，減少焦慮和自我懷疑。更重要的是有很多爆發力訓練充滿趣味，適當安排這類元素，可以有效提升運動的樂趣。

另外，在2018年有篇針對高齡族進行爆發力訓練的文章指出，60歲以上的高齡族進行下肢的爆發力訓練，對於肌力、身體組成與身體健康方面都有正面的幫助，並且沒有造成相關傷害或是負面影響。2022年發表的另一篇報告分析了相關的15份研究和583名參與者的受試結果，表明爆發力訓練對所有體能測試的結果都達到了統計上的顯著效益，與傳統的肌力訓練相比，爆發力訓練更有可能提高高齡族的肌肉力量和活動測試表現。由此可知，爆發力訓練並不是年輕人與運動員的專利，只要能掌握技巧

並挑選適合的動作,高齡族也可以從中獲益。

踩蟑螂

沒錯,正如同這個動作的名字,假設你在面前的地上看到一隻蟑螂,第一個反應可能就是伸出腳去踩,而我們便是要模仿這個伸腳並往前跨步的動作。

為什麼要做這個練習?如果有一天,你站在街頭等紅綠燈,突然有個冒失鬼從背後撞了你一下,導致身體往前倒,要如何能夠不跌倒在地上呢?在你失去平衡的那一瞬間,一隻腳可以馬上往前一跨,瞬間就能夠穩住自己的重心了!但是很多時候就是缺乏那個反應與速度,因此踩蟑螂訓練是打造這一系列身體能力的第一個動作。

❶ 建議穿鞋,如果是打赤腳的話,也要站在瑜珈墊之類的軟墊上以保護雙腳。身體維持垂直站立,雙手放鬆下垂。
❷ 將重心放在一隻腳上,同時抬起另一隻腳離地約5公分,接著向前踩。
❸ 踩出去的位置不超過半個腳掌寬,並且整個腳掌要同時落地。
❹ 這個動作中重心始終要維持在支撐腳上。另外,踩下去的力量要剛剛好,避免用力過度讓踝關節與膝關節感到不舒服。
❺ 踩完把腳收回來後,休息2～3秒再繼續,做10～12下之後換

腳,兩邊都做完為1組,每次重複2～3組。

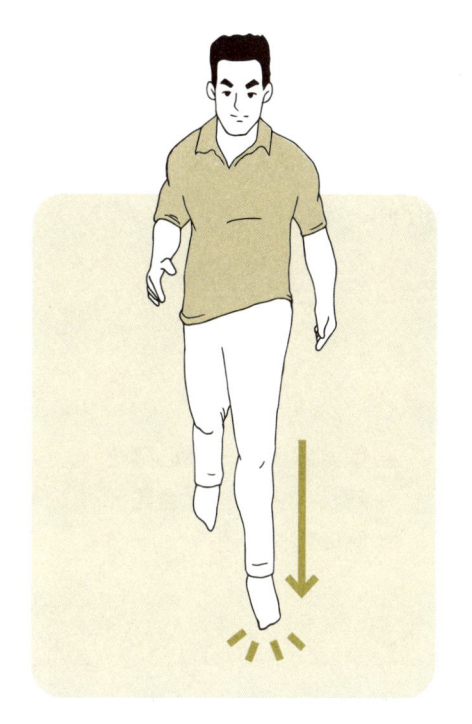

▲ 重心放在一腳當支撐,另一隻腳則向前跨步往下踩。

▲ 往前踩的幅度不用太大,半個腳掌寬即可。

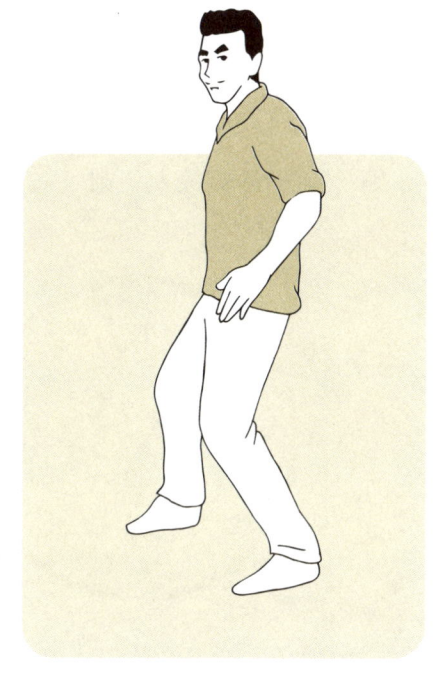

在踩蟑螂的第一個階段,我們是在維持重心的基礎上把腳往前踩。第二個階段就要試著把體重與踩出去的腳一起往前送出去。這個過程中會出現重心的轉移,有點類似前跨步弓步蹲的動作。建議在一開始的時候,不需要往前踩太遠,免得徒增穩定身體的難度。

Part 2　實戰篇　215

❶ 預備姿勢與第一階段完全一樣。

❷ 抬腳向前踩，同時讓重心跟著往前，後腳會隨著重心的轉移，腳跟微微離開地面。

❸ 踩好時確認重心落在踩出去的前腿上。

❹ 將踩出去的前腳收回，繼續做下一次動作。做8～10下後換邊，兩邊都做完為1組，每次重複2～3組。

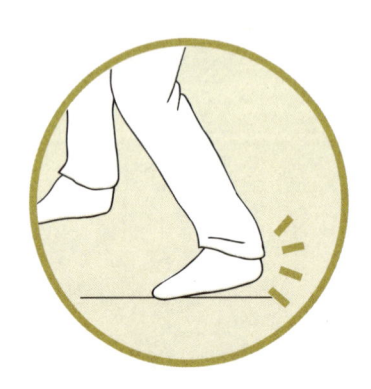

▲ 前腳踩出去時重心隨之轉移，後腳腳底會因此微微離開地面。

第三階段的動作要加入身體失重的元素，因此開始會有些難度，所以慢慢來，不需要操之過急，每天花一些時間練習即可。一陣子之後就會發現身體已經不知不覺地記住了這些動作。

❶ 預備姿勢如同前兩個階段。

❷ 將雙腳腳跟微微抬起，會感覺身體出現下墜感並往前倒。

❸ 在身體往前倒的同時將一隻腳跨出，踩在地面上。此時整個體重會支撐在前腳上，後腳腳跟則會離地。

❹ 將前腳收回後繼續做下一次動作。做8～10下之後換邊，兩邊都做完為1組，每次重複2～3組。

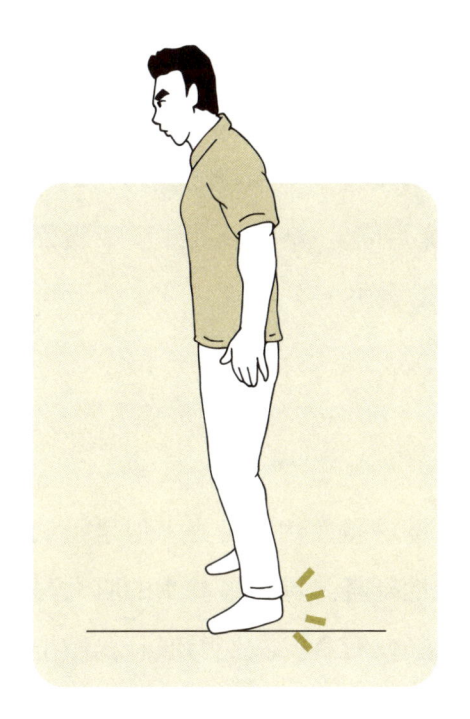

▲ 微微抬起雙腳腳跟，身體會出現下墜感並往前傾。

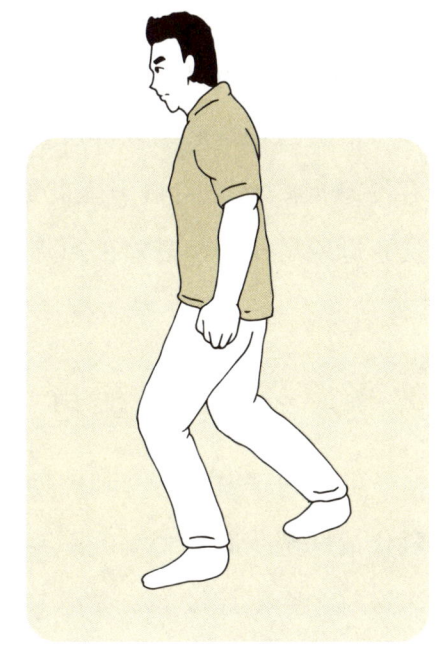

▲ 同時將一隻腳踩出去，體重會支撐在前腳上，後腳腳跟則會離地。

　　第三階段重點是設法延長身體在空中失重的時間，感覺在最後一刻才迅速將腳跨出，同時也可以將跨步的距離慢慢拉遠。

同理，我們也可以用相同的方式練習側向踩蟑螂：第一階段重心不變，腳往身體側邊踩出；接下來是第二階段，重心與腳一起送出；最後到第三階段，挑戰失重時向側面出腳的時機。

當然，我們也可以選擇往後踩的練習，畢竟在捷運站或大賣場之類人群擁擠的環境中，有被他人從正面碰撞而往後倒的危險。但是往後踩的動作難度更高，因為失去了視覺的輔助，更不容易掌握踩地的時機，因此最好練習時身後有一張沙發或緩衝物，抑或是找一位搭檔來預防失誤的發生。

靠牆爆發性伏地挺身

上肢的居家爆發力訓練動作就是爆發性伏地挺身，但是這個動作最好至少有能力完成跪姿的伏地挺身、具備最基本的肌力再來嘗試，否則比較容易受傷。這個動作有利於我們瞬間將物體推開或往前拋出，例如：身前有障礙物或需要推開一扇又厚又重的鐵門。請記得在所有訓練之前必須徹底暖身，確認身體完全準備好才開始，特別是這又是與爆發力相關的動作。

❶ 身體的預備姿勢與中階篇的靠牆伏地挺身完全相同，特別要注意核心的緊繃。大家往往將焦點放在手部的動作，而忽略核心力量的維持。

❷ 一開始與靠牆伏地挺身相同，吸氣時手肘彎曲，讓身體慢慢靠

近牆面。

❸ 在肘關節接近90度時用力吐氣,同時雙手迅速伸直把身體往後推。

❹ 隨著身體往後移動,雙手會微微離開牆面。

❺ 身體往牆面的方向回落,雙手接觸到牆面時,順著慣性彎屈手肘,接著迅速前推,把身體再次往後送出去。每組8~10下,每次重複2~3組。

❻ 爆發力訓練對於心血管系統的刺激不小,每組做完確認休息充分以後,再進行下1組。

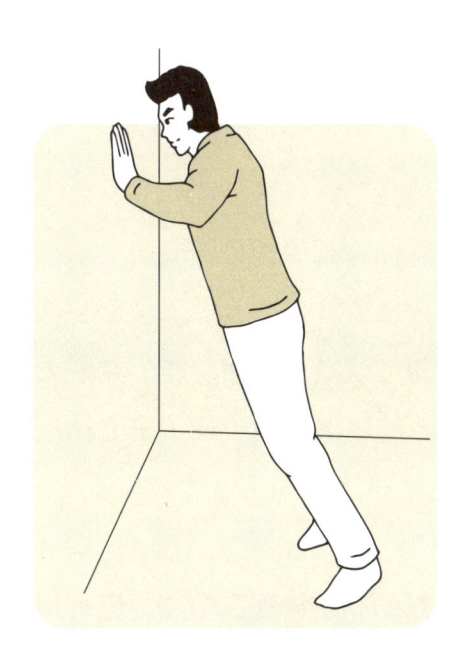

▲ 手肘彎曲,讓身體慢慢靠近牆面。

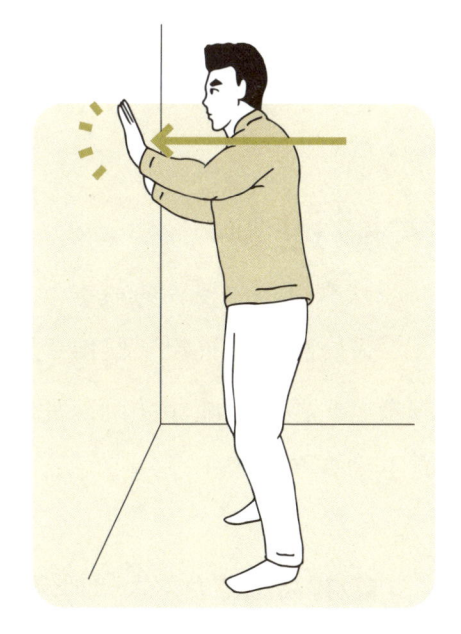

▲ 手肘彎曲到接近90度後,雙手迅速伸直將身體將身體往後推,雙手會微微離開牆面。

Part 2　實戰篇　219

這個動作在雙手接觸牆面時，比較容易出現核心無法維持緊繃導致身體塌陷，所以最初推起的距離不用太多，以身體可以控制的幅度為主。同時若是有手腕問題（腕關節炎、腕隧道綜合症等）的人，可以視狀況佩戴護腕，或跳過這個訓練動作。

　　除了以上介紹的踩蟑螂和推牆爆發性伏地挺身之外，爆發力訓練還包含跳躍的訓練，藉此讓我們有足夠的能力在必要時越過不平整的地形（如水窪）或是閃避物體（像是橫衝直撞的摩托車）。但是跳躍動作的衝擊力更高，技巧需求也更大，如果想要練習，建議一開始還是找尋專業的教練進行指導，避免自己獨自嘗試，以免傷害到肌肉或軟組織。

大腦運動

　　對於高齡族來說，保持大腦活動可以提高認知功能、減緩大腦衰老，甚至可能預防阿茲海默症等神經退化性疾病，研究指出有下列許多好處：

　　1 提高記憶力：大腦訓練可以幫助高齡族提高短期記憶，透過肢體訓練和記憶遊戲等活動來刺激大腦的海馬迴。
　　2 增強認知靈活度：透過打牌、下棋或玩策略遊戲等活動，

可以讓高齡族提高思維靈活度和增進解決問題的能力。

3 延緩認知衰退：規律的大腦鍛鍊有助於保持大腦神經細胞的活躍度，減緩由年齡引起的認知功能下降。

4 情緒管理：參與這類的活動和精神挑戰可以幫助高齡族維持積極的心態，減少負面想法和焦慮。

至於常見的大腦運動則有：

1 學習新技能：如樂器、新語言、手工藝創作與體育運動。
2 益智遊戲：如拼圖、象棋、橋牌或電腦遊戲。
3 閱讀和寫作：持續閱讀可以同時刺激大腦的記憶與思考區塊，寫作則可以幫助表達想法與整理思緒。

在2010年，美國國家老年研究所（National Institute on Aging）發現，適當的訓練可以幫助健康的高齡族顯著改善認知能力。另外，也有研究指出對於大腦功能退化及稍微出現認知障礙的高齡族來說，由專業人士指導的系統化、遊戲化的認知訓練都可以成為強化或恢復大腦功能的有效手段。

下面會介紹兩個簡單的大腦運動，只用動自己的雙手，不需要任何運動空間，所以在哪裡都可以練習，大家可以嘗試看看。也許一開始確實不容易，但大腦運動就算是年輕人也會腦筋打結，我們不妨視為一個挑戰，看看自己多久之內可以成功！

摸摸與打打

① 坐在椅子上，身體保持直立，兩隻手平放在大腿上，一隻手的手掌打開，另外一隻手則是握拳。
② 打開的手前後撫摸大腿，握拳的手上下敲打大腿。
③ 準備好隨時轉換，打開的手換成握拳，開始敲打大腿，同時握拳的手張開，開始撫摸大腿。
④ 讓自己練習到雙手可以隨時換邊，動作不會亂掉。
⑤ 如果旁邊有搭檔的話，可以請他們在旁提示你：「換邊！」由於主導權在別人身上，對自己的反應能力是更進一步的挑戰。

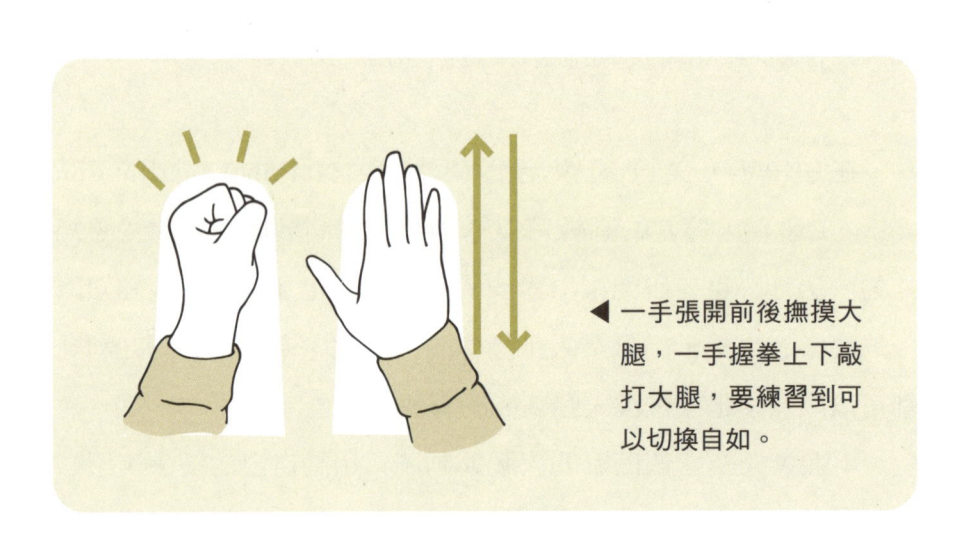

◀ 一手張開前後撫摸大腿，一手握拳上下敲打大腿，要練習到可以切換自如。

他勝利了

❶ 左手伸出食指與中指比YA，右手伸出食指與中指比箭頭，指著左手。
❷ 瞬間轉換讓左手比箭頭，右手比YA。
❸ 變換的時間愈短愈好，嘗試連續變換10次都不會出錯。
❹ 進階版本可以讓雙手交替比數字，從1比到9，例如：左手比1、右手比箭頭，接著輪到左手比箭頭、右手比2，以此類推。

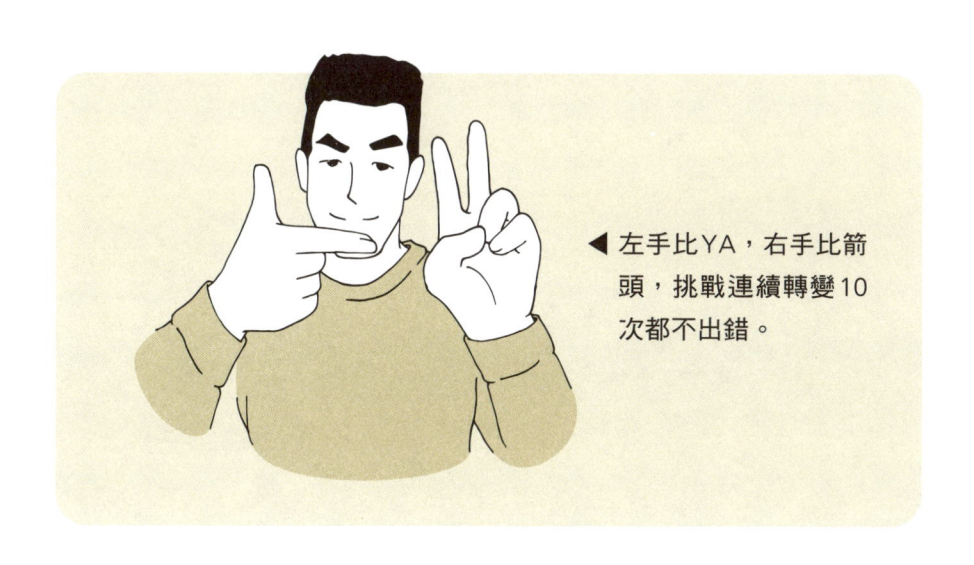

◀ 左手比YA，右手比箭頭，挑戰連續轉變10次都不出錯。

當然，也有一些研究發現這樣的大腦運動並不是對每個人的日常生活機能都產生效果，而且光靠這類手指運動想徹底提升大腦健康有其限度。不過，就算對於認知或記憶的改善效果真的有

Part 2 實戰篇 223

限，這些運動依然可以增添訓練時的趣味性，加上熟悉了這些技巧以後，出去表演給其他朋友看（甚至是年輕人），除了可以發展人際關係外，不也是一件讓自己非常得意的事情嗎？

結語

相信自己，勇敢前行

　　隨著我們年齡的增長，保持身體健康和活力變得比以往任何時候都更加重要。年輕時，健康和體力往往被認為是理所當然的，然而隨著歲月的流逝，這些資源變得愈來愈珍貴。這本書的寫作初衷，正是為了提醒和激勵每一位上了年紀的人，無論何時開始，都不算太晚；無論目前的體能狀況如何，身體都擁有令人驚異的恢復和重塑能力。

　　我們深入探討了各種適合高齡族的運動方式，包括有氧運動、肌力訓練、柔軟度和關節活動度運動與平衡訓練等，這些運動不僅能改善心血管健康、增強肌肉力量和提高骨質密度，還能促進心理健康，幫助減少壓力和焦慮。此外，運動還能提高免疫系統的功能，減少患病的風險，並有助於保持理想的體重，這些都是隨著年齡增長而變得更加重要的健康因素。每種運動的具體好處及其對身體和心理的影響如下：

有氧運動

如步行、游泳、騎自行車等，可以提高心肺功能、增強體力，並幫助維持心臟健康，甚至對於有大腦功能退化問題，以及被負面情緒影響的高齡族都提供了一種非藥物治療的選擇，更加安全與有效。

肌力訓練

無論是居家訓練或是使用自由重量、阻力帶，都對維持和增強肌肉量極為重要。透過適當的肌力訓練，我們可以逆轉骨質疏鬆與肌少症所帶來的退化，讓肌肉變得更強壯、更加有力。

柔軟度和關節活動度運動

隨著時間的推移，如果沒有刻意維持，人體的關節活動度會與肌肉量一起逐年下降，因此保持關節的健康與預防受傷同等重要。透過定期進行這類運動，我們可以保持、提高柔軟度，確保自己能夠自由進行日常活動，同時維持良好的體態。

平衡訓練

可以幫助預防跌倒，這對高齡族尤為重要，因為跌倒是導致嚴重受傷的常見原因之一。經常進行平衡訓練，會發現腳踝、膝蓋和臀部的穩定性大幅度提升，有效降低跌倒的風險。

運動的益處絕不限於身體層面，還能對心理健康產生深遠的影響。研究表明，維持定期的運動習慣有助於減少憂鬱症狀和焦慮感，同時提高正面情緒和幸福感。在運動當下，身體會分泌不同性質的賀爾蒙讓我們感到愉悅和放鬆，例如：肌力訓練有助於釋放多巴胺，而心肺訓練當下則會分泌血清素與內啡肽。這些不僅能促進正面的感受，更有助於預防大腦退化。此外，運動還能改善睡眠品質，這對於許多高齡族來說，尤其是那些經常受到失眠困擾的族群，都是極大的福音。

除了個人層面的健康益處，運動還有助於促進社會聯繫。對於許多高齡族來說，隨著子女長大離家或退休後的生活變化，孤獨感和社交孤立感可能會逐漸增強。而參加團體運動或健身課程，能夠為他們提供一個機會去結識新朋友、建立社交網絡，從而提升整體幸福感。這些社會聯繫不僅能讓生活更加充實，還有助於減少孤獨和抑鬱的風險。

然而，我們並不僅僅停留在介紹各種運動的層面上，更強調養成運動習慣的心態。由於現在網路上資訊爆炸，每位健身專家

都有不同的觀點，也提供了無數的解決方案，常常會讓人無所適從，有些建議甚至是站在批評的角度，讓人感到非常不舒服。

最關鍵的重點其實在於要養成運動的習慣，不在於他人怎麼想，而是自己怎麼看待運動？自己想要如何運動？所以我們可以先從個人感到愉悅、方便且舒適的形態與環境開始。這也是為什麼這本書主要是提供在家就可以進行的訓練動作，在最熟悉的環境中會比較放鬆，而且不用在意他人的眼光，更不會因為有教練站在旁邊而感到壓力。

另外，許多人在剛開始鍛鍊時，往往會因缺乏耐心或期待過高的短期效果，結果半途而廢。事實上，運動的益處往往需要時間才會顯現。對於高齡族來說，更應該把運動看作是一種長期的健康投資、對未來生活品質的保證，以及對健康老化的承諾。

當然，開始一項新的運動計畫有時可能會讓人望而生畏，但千里之行，始於足下，關鍵在於找到適合自己的運動方式、設定合理的目標，並逐步提高難度。在這個過程中，不要忘記欣賞自己所取得的每一點進步，即使是最微小的改變也值得慶祝。這些進步將為我們的自信心注入新的活力，讓我們在追求健康的道路上更加堅定。

本書希望傳遞的核心訊息是：無論年紀大小，運動都應成為生活的一部分。高齡族不僅可以、也應該積極參與到各種形式的運動中，以保持健康的身心狀態。在追求健康的道路上，唯一的障礙往往是我們的心態，不要被年齡、體能或健康狀況的固有成

見所束縛，相信自己、給予自己足夠的時間和空間去探索和發現適合的運動方式。最重要的是，請記住運動不僅僅是一種習慣，更是一種生活態度，一種對健康和生活的熱愛和珍視。每一小步的改變，無論是多走幾步路、選擇爬樓梯不使用電梯，還是嘗試一項新的運動，都是通往健康長壽的道路上的一大步。

最後，我要表達最誠摯的祝福，願大家在追求健康的過程中，不僅能收穫強健的體魄，更能找到生活的樂趣和熱情。生命中的每一天都是珍貴的禮物，讓我們用積極的態度和健康的習慣去珍惜它、享受它。這段健康之旅才剛剛開始，無論在這條路上遇到什麼挑戰，請相信自己，勇敢前行！

國家圖書館出版品預行編目（CIP）資料

超高齡社會居家鍛鍊全書：從理論到實戰，FAS高齡訓練專家教你打造機能滿點的逆齡身體／應充明著. -- 初版. -- 新北市：畢方文化有限公司，2025.06
240面；17×23公分（Glück；4）

ISBN 978-626-99585-4-2（平裝）

1. CST：運動健康　2. CST：運動訓練
3. CST：肌肉　4. CST：老年

411.71　　　　　　　　　　　　　114005366

Glück 04

超高齡社會居家鍛鍊全書
從理論到實戰，FAS高齡訓練專家教你打造機能滿點的逆齡身體

作　　者	應充明
出版統籌	張曉蕊
責任編輯	徐　鉞
版　　權	翁靜如
封面設計	萬勝安
內頁設計	黃淑華

出版發行　畢方文化有限公司
　　　　　235603 新北市中和區建一路176號12樓之1
　　　　　電話：（02）2226-3070 #535
　　　　　傳真：（02）2226-0198 #535
　　　　　E-mail：befunlc@gmail.com

總 經 銷　大和書報圖書股份有限公司
　　　　　24890 新北市新莊區五工五路2號（新北產業園區）
　　　　　電話：（02）8990-2588
　　　　　傳真：（02）2290-1658

ＩＳＢＮ　978-626-99585-4-2
初　　版　2025年6月
印 刷 廠　鴻霖印刷傳媒股份有限公司
定　　價　新臺幣550元

有著作權‧翻印必究
如有破損或裝訂錯誤，請寄回本公司更換